子育てと健康シリーズ

チックをする子にはわけがある

トゥレット症候群の正しい理解と対応のために

NPO法人日本トゥレット協会 編

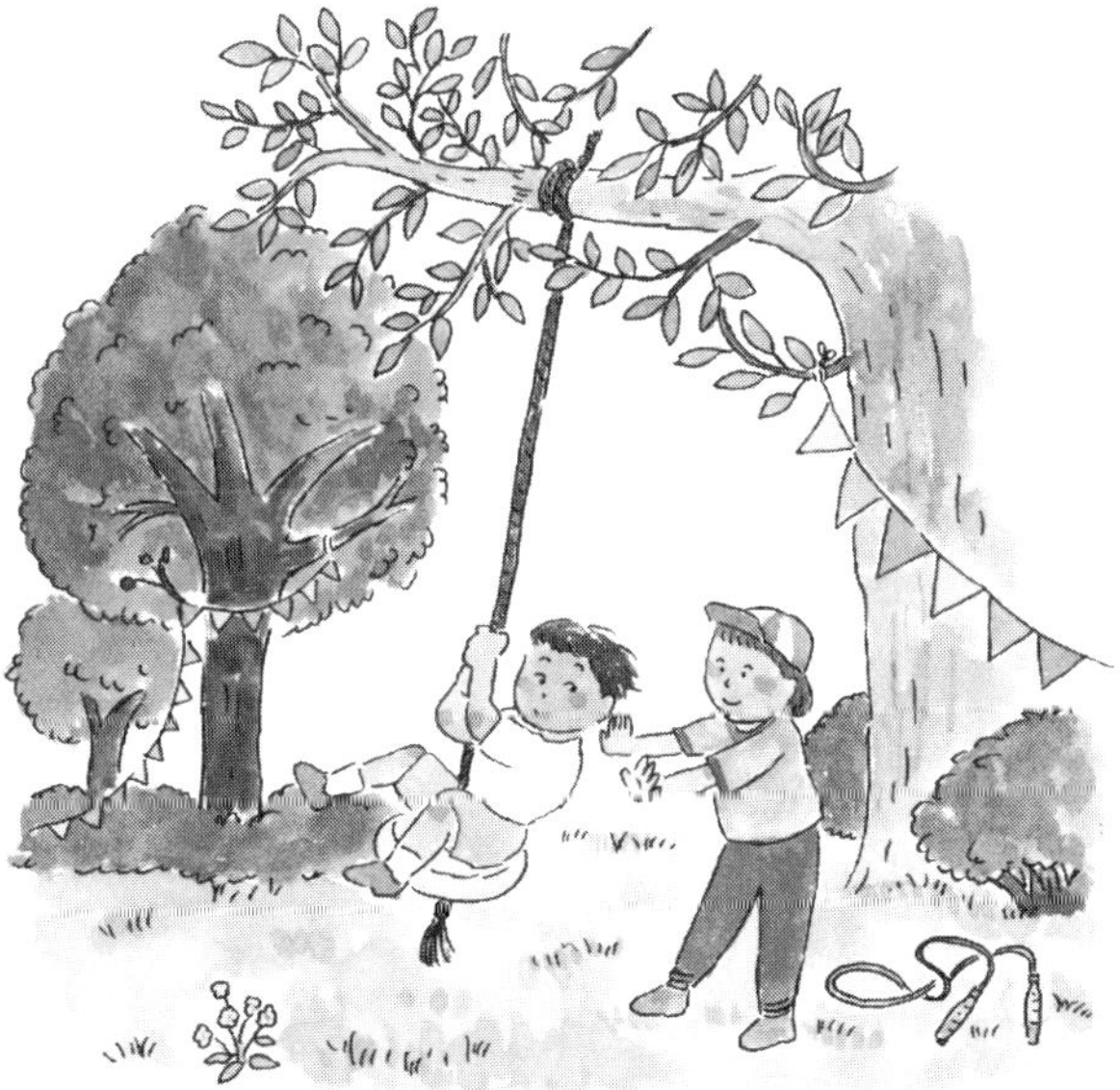

大月書店

チックをする子にはわけがある◆目次

2 より正確な理解と治療のために（野村芳子・瀬川昌也）

1

トゥレット症候群（チック）を知っていますか？

チックとは何か

■チックはこころの病ではありません

チックは、かつては心因性と考えられていましたが、生物学的要因が基礎にあることが分かってきました。こころに問題があるからチックが起こるのではないことを理解したうえで、チックを長びかせたり悪化させたりしているかもしれない心理社会的要因を減らすことや、チックの持続にともなって生じる恐れのあるこころの問題を回避することが大切です。

その助けとなるように、この項では、トゥレット症候群にかぎらずにチック全体を大まかに説明しています。いくらか重複しますが、トゥレット症候群を中心によりくわしく知るための医学的説明にかんしては、二章の「より正確な理解と治療のために」を参照してください。

■チックはやるつもりがなくてもやってしまう反復運動

チックは、ピクンとかピクピクッという突如として起こる素早くてなめらかでない反復する運動のことです。この運動が発声に関わる筋肉群に起これば、同様の特徴をもつ発声となります。

チックは意図的に行っているのではなくて、やるつもりがなくてもやってしまうという面があります。同時に、ある程度であれば意志により抑制が可能である点が特徴的です。このために、「精神力をつければ完全に抑制できるはずだ」と誤解されることもありますが、実際には困難です。また、抑制を続けると反動で一時的に症状が激しくなることもあります。

■チックの症状には四つの種類がある

チック症状は、運動チックと音声チックに分けられます。また、素早い典型的なチック（単純チック）と、やや動きが遅くて一見すると目的性があるように見えるチック（複雑チック）があります。（表—1）。

単純運動チックは、もっともよく見られるチックであり、その中でもまばたきが最多です。まばたきのみならず、横目をする、眼を回す、白目をむくなどのさまざまな目のチック、さらには、口を歪める、鼻をヒクヒクさせるなどの顔面のチックは頻度が多いものです。首をグイッと引く、肩をすくめるなども単純運動チックにふくまれます。

複雑運動チックは、体のいろいろな部分が一緒に動くチックであり、顔の表情を

表－1　チック症状の種類

単純チック （素早くて明らかに無目的）	複雑チック （ややゆっくりで一見すると目的性がある）
運動チック	
単純運動チック	複雑運動チック
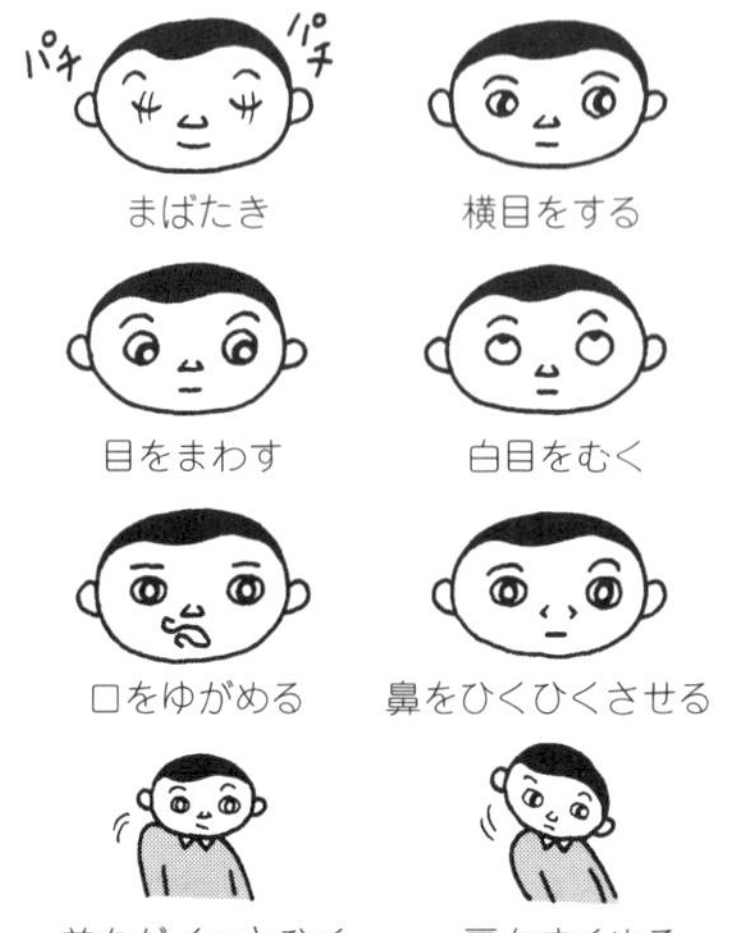 まばたき 横目をする 目をまわす 白目をむく 口をゆがめる 鼻をひくひくさせる 首をグイッとひく 肩をすくめる	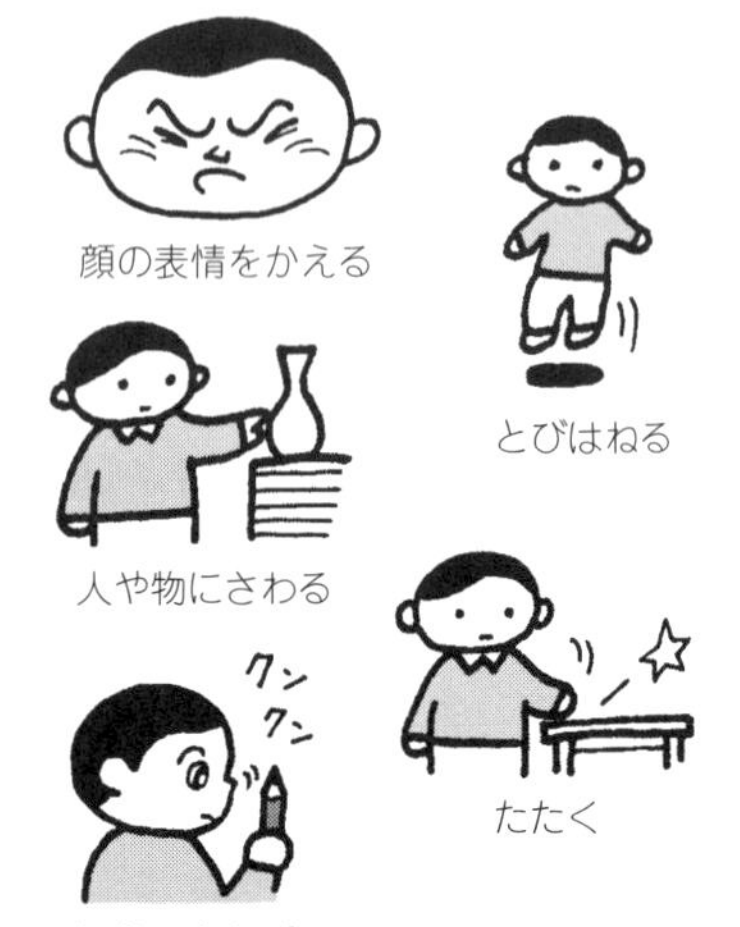 顔の表情をかえる とびはねる 人や物にさわる たたく においをかぐ
音声チック	
単純音声チック	複雑音声チック
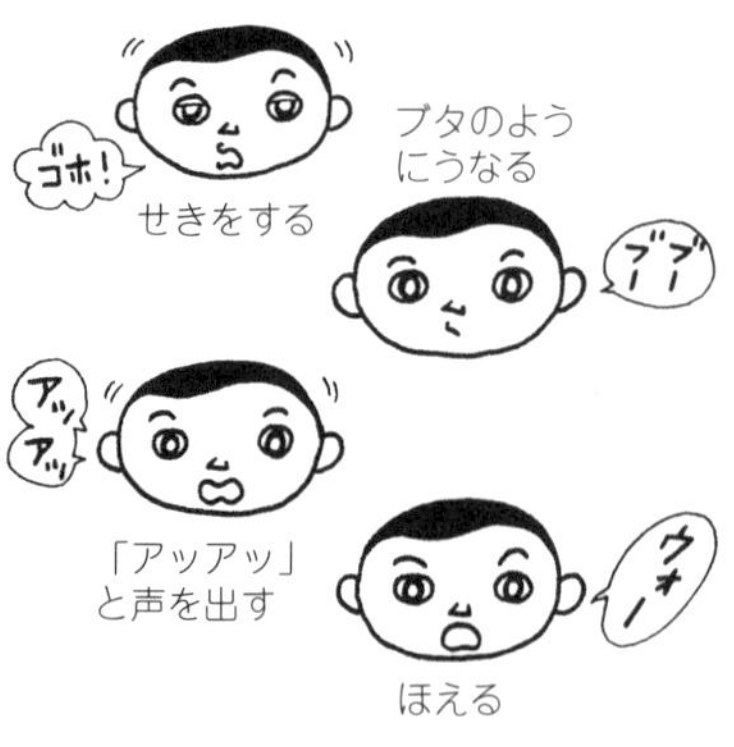 せきをする ブタのように うなる 「アッアッ」と声を出す ほえる	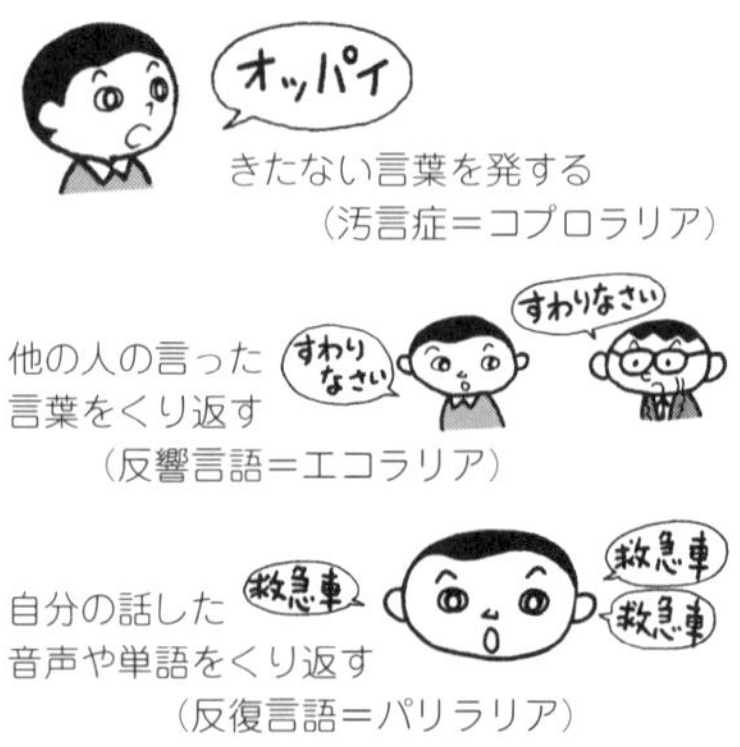 きたない言葉を発する （汚言症＝コプロラリア） 他の人の言った言葉をくり返す （反響言語＝エコラリア） 自分の話した音声や単語をくり返す （反復言語＝パリラリア）

変える、飛びはねる、人や物にさわるなどがあります。

単純音声チックには、咳払い、コンコン咳をする、豚のようになる、鼻をクンクンさせる、ほえるなどがあります。

複雑音声チックでは、状況に合わない単語や語句のくり返しが一般的です。特異的な複雑音声チックとしては、コプロラリア（汚言症《おげんしょう》＝社会に受け入れられない、しばしば卑猥《ひわい》な単語をいってしまうことです）、エコラリア（反響言語＝ほかの人のいった言葉などをくり返すことです）、パリラリア（反復言語＝自分の話した音声や単語をくり返すことです）があります。これらの複雑音声チックは、咳払いなどと同様に、会話の文脈に関係なく唐突にさしはさまれるものです。子どもが腹を立てたり、ふざけたりしたときに発する汚い言葉はコプロラリアにはふくまれません。

また、チックと関連する部位にチックが起こる直前に違和感をもったり、チックが起きた直後に解放感を感じたりすることがあります。目がかゆいのでパチパチしているとと子どもがいった場合、結膜炎がきっかけでチックになったなどと考えがちですが、かゆいこと自体がチックにともなう症状である可能性があります。

■チック症には一過性と慢性がある

チックを主症状とする症候群全体を「チック症」といいます。チックがほとんど毎日のように一日中頻回に起こる期間が、一年以上か否かによって、一過性と慢性とに分けられます。慢性チック障害は、運動性チック障害と音声チック障害、そしてトゥレット症候群の三つに大きく分けられます。（表―2）。

一過性チック障害とは、チックの持続が一年未満のチック症であり、チックの種類は、運動チックだけや音声チックだけ、または両方ある場合もあります。一過性チックは六～七歳ごろにもっともよくみられます。目をパチパチさせたり、キュキューッとつぶったりするのが数カ月めだっていたが、いつのまにか消えていたというのが典型例のひとつでしょう。

慢性運動性チックや慢性音声チックは、運動チックまたは音声チックの一方のみが一年以上続いた場合につけられる診断名です。大人になっても、日常的にまばたきがめだつ人、体の病気がないのにしょっちゅう咳払いをくり返す人の中には、この診断があてはまる人がいるかもしれません。

トゥレット症候群は、運動チックおよび音声チックの両方が多様に現われ、それが一年以上続くチック症のことです。かつてはコプロラリア（汚

表－２　チック症の種類

	運動チック	音声チック	持続期間
一過性チック障害	ある	なし	４週間以上１年未満
	なし	ある	
	ある	ある	
慢性運動性チック障害	ある	なし	１年以上（＝慢性）
慢性音声チック障害	なし	ある	
トゥレット症候群	ある	ある	

言症）がトゥレット症候群の診断には必須のように考えられていましたが、いまはちがいます。現在の診断基準によると、トゥレット症候群におけるコプロラリアの頻度は三分の一かそれ以下となっています。

■チック症は一〇人に一～二人

チックは、子どもの一〇人に一～二人が体験するといわれています。チック症は四～一一歳ごろに発症することが多く、一二歳ごろを境にチック症状を示す人の割合は低下していきます。チック症の中でもトゥレット症候群の頻度は一万人に四～五人かもう少し高いくらいとされており、チック症のかなりの部分が一過性チック障害と思われます。チック症は男の子に多く認められます。

■チックのでかたはいろいろなことで変化する

チックは心因性ではありませんが、周囲の状況やそれに関連するこころの状態によって変動することがしばしばです。

緊張が増加していくときや強い緊張が解けたときに症状が増加し、適度の緊張を保って精神的に安定しているときに症状が減少する傾向があります。幼稚園・保育園や学校ではチックが目立たないのに家庭ではチックが多いことがよくありますが、家庭に問題があるからではなくて、むしろ学校などで緊張したあとでリラックスするためです。長期の休暇に入ると、初めに一時的にチックが増え、やがて減っていくのですが、休暇の終わりころにふたたびチックが増えてくるということも珍しくありません。

緊張や不安だけでなく、楽しいことで気持ちが高ぶったときにもチックは増加する傾向があり、テレビを見たりテレビゲームをしたりしているときにチックがめだつことはよくあります。食事中にチックが増えるという話も意外とよく聞きます。同じように楽しいことでも集中して作業をしているときにはチックは減少する傾向があります。

こころの状態だけでなく、チックは、疲労でしばしば増加して、発熱で減少することがあります。一日の中では夕方から夜にかけて増加する傾向があるようです。また、チックは睡眠中にはほとんど見られません。

トゥレット症候群に特徴的ですが、こころの状態と関係なくチックの部位、種類、頻度が変動したり、軽快や増悪をくり返したりすることがあります。部位でいうと、顔面から始まって、首や肩、さらに上肢や下肢へと広がる傾向があります。種類でいうと、単純運動チックがもっとも早く出現し、複雑運動チックや単純音声チックがそれにつぐことが多く見られます。

一過性チック障害でも、一年以内の持続期間の範囲で、症状が変動したり、消失と再発をくり返したりすることが稀ではありません。また、長期的に見ると、トゥレット症候群を初めとする慢性のチック症は、一〇歳から一〇歳代半ば過ぎくらいまでがもっとも重症で、それ以降は軽快の方向に向かうことが多いとされています。

■原因は神経伝達物質のアンバランス

トゥレット症候群を中心にした研究が進み、チック症は生物学的な基礎のある疾患と考えられるようになっています。

チックには遺伝的要因が関与すると考えられています。遺伝といっても、家系に伝わる遺伝病というのではなくて、たとえば背が高いか低いかなどのようにおそらく複数の遺伝子が関係する素質に近いものだと思われます。また、一部には遺伝の関与があまりないだろうと思われる人もいます。

ドーパミンという神経伝達物質（神経と神経のつなぎ目であるシナプスで情報を伝達する物質）を抑える作用の強い薬物がチックに有効であること、ドーパミンの活動を高める薬物によってチックの発症が促進されたり増悪したりすることから、ドーパミンを中心とする神経伝達物質のアンバランスの関与が指摘されています。

脳の中でも、運動の調節に深く関わる大脳基底核という部分をふくんだ神経ネットワークのどこかに不具合があるのではないかと想定されています。

チック症は、一過性チック障害からトゥレット症候群まで連続したひとつのスペクトラムであるとして、トゥレット症候群を中心にした研究にもとづいて理解されてきています。生物学的要因が基盤にあり、こころの状態によってそれが引き出されてくるということは、チック症全体に共通していることです。つまり、チックは親の育て方や、本人の性格に根本的な原因があって起きているのではないのです。

チックになりやすい素質をもつ人が、発達の過程で神経伝達物質のアンバランスが生じやすい年齢にさしかかり、運動の調節に関わる神経の活動に不具合をきたして、チックが発症してくると考えてよいかもしれません。一過性チック障害では、アンバランスや不具合が文字どおり一過性であり、発達にともなってそれらが改善して自然にチック症状が消失するのではないでしょうか。しかし、どういうメカニズムが加わって慢性化してしまうのか、どういうサインがあると慢性化しそうかということは今のところ分かっていません。

家庭や幼稚園・保育園や学校などにおけるストレスはチック症の根本的な原因ではありませんが、誘因として作用することがあります。どれくらいチックになりやすいか、どれくらいストレスを感じやすいかは、ひとりひとりの子どもで異なっています。同じ心理的ストレスによっても、どのようなこころの状態になるか、そしてチック症が誘発されたり悪化したりするかは一律ではありません。

幼児期の終わりから学童期の初めのころにチックを発症することがよくありますが、そもそも発症しやすい時期であること、卒園や就学をめぐって緊張したり興奮することなどが関連しているように思われます。

■治療

①基本は上手につきあっていけるように支えること

チック症の治療の基本となるのは、家族ガイダンスや心理教育および環境調整です。チック症を正しく理解して不必要な不安をもたずに上手につきあっていけるように導くことをめざしています。チック症のかなりの部分が一過性チック障害ですから、こうしてチックを長びかせたり悪化させたりする恐れのある要因を減らすようにして経過を見ていくうちに、症状が消失することがよくあります。慢性化した場合も基本的には大差はありませんが、チックが何年も持続して悩んだり不安が強まったり自信や意欲をなくしたりして、成長してチックが軽快・消失したのに、こころの問題が残ってしまうことがないように配慮する必要があります。チックを自分の特性として受け入れて、症状をもちながら前向きに生活していけるように支えていくことが大切です。

また、チック症と一口にいってもかなりの幅があります。一過性か慢性か、チック症状が軽いか重いか、併発症があるかないかなどによって、生活の妨げとなる度合いが大きく異なります。薬物療法を初めとする積極的な治療が必要かどうかの判断にあたっては、

(一) チック症状自体

(二) チックによる悪影響(家庭、学校、地域などにおける適応およびこころの状態に対する)

(三) 併発症状

の三つの軸で重症度を評価して総合するとよいでしょう。

②家族ガイダンス——本人や家族が受け入れられるように

チックとはどういうものか、どうして起こるか、どう対応したらよいかなどを、本人や家族を中心とする関係者が理解して受け入れるように導くことです。

たいてい、本人や家族が何を問題にしているかをよく聞くことから始まります。本人は、チックにまったく気づいていないことがしばしばですが、年齢が低くても何となく邪魔な感じがありそれを取ってもらいたいと思っている場合があります。

親は、「自分が神経質で、口うるさいために子どもがチックになったのでは」などと自らを責めたり、周囲に責められて、不安になったり自信をなくしていることがあります。また、チックは「さまざまな精神・行動上の問題に発展する前ぶれでは」と不安を抱いていることも稀ではありません。そういう親の精神状態が子どもに悪影響を及ぼしているかもしれません。

年齢が低い場合には本人よりも家族が悩んでいることが多いので、その悩みを受け止めつつ、チックがどうして起こるのかが説明されます。つまり、家族の育て方はチックの根本的な原因ではないということです。また、本人の精神力が弱かったり、自己コントロールの努力が足りなかったりするためにチックになっているのではありません。チックを、たとえば喘息やアトピー性皮膚炎のように、こころの状態が症状の出方に関わっている面があるにしても、本人のもつ生物学的要因が基礎にある医学的な問題であると理解したうえで、たとえば背が高いとか低いとかというような本人の特性のひとつとして受け入れていくことが望まれます。

③不安や緊張などをやわらげる環境の調整

チックの特徴に合わせてどう対応したらよいかも説明されます。チックは意図的に行っている運動ではないので、やめさせようと叱るのは不適切であり、ときには症状を意識させてむしろ悪化を招くことがあります。かといって、チックにまったくふれないようにして家族が緊張したり、本人の存在を無視することになったりするのも不自然です。チックが激しいときには、心身の疲労がたまっていないか気をつけるとともに、「大丈夫？」などとさりげなく声をかけて心づかいを示すこともよいでしょう。さらに、チックになりやすい子どもに何らかのストレスがかかって症状が出現してくることがあると考えて、チックを子どもの心身の状態のバロメータのひとつとして活用することができるかもしれません。

前述したようなチックの特徴を理解して、些細な変化で一喜一憂しない姿勢が望まれます。チック症の大多数は一過性チック障害であり、慢性化しても成人期までに軽快・消失する場合が多いのですから、一刻も早く治そうと焦って気持ちが落ちつかなくなるよりも、上手につきあっていくことが大切です。チック症状のみにとらわれずに、長所もふくめた本人全体を考えて対応することも忘れてはならないでしょう。

本人に対しては、チック症状を過度に意識しないように配慮しながら、それが異常なことではなく、経過とともに軽快・消失するはずであることを伝えて安心するように導きます。「心配ないよ」といった暗示だけでも有効なことがあります。なお、チックを話題にする際には本人の理解力や感じ方を考慮して、分かりやすくて受け入れやすい表現を選ぶとよいと思われます。チックは家庭内では「くせ」と呼ばれていることがしばしばあります。その呼び方には、「やりたくてやっている」とか「精神力で止められる」といった誤解を生ずる恐れもありますが、本人には受け入れやすい面があるようです。

「チック」と明確に伝えると、プラスとマイナスの両方向で「くせ」と呼ぶのと逆に作用するでしょう。「動き」とか「声」とか、具体的に本人が困っている症状を使うのもひとつの方法です。

緊張や不安はチック症状の根本的な原因ではありませんが増強させる要因なので、それが改善するような環境調整も大切です。家庭や学校などにおいて人間関係がぎくしゃくして緊張が高まっていたり、習い事や宿題などの課題が本人の能力に比べて重過ぎたりしている場合には、それらの改善をはかります。これまで述べてきたようなチックの基本的な特徴と対処について、教師や保育士など、本人と密接に関わる人々が理解することも重要です。

家族ガイダンスの例については、次項の「チックQ＆A」に具体的にまとめられていますので、参照してください。

④薬物療法

治療の基本のところで述べたような観点から重症と判断される場合には、薬物療法を行うことが検討されます。

チック症状がそれほど強くないが家族や本人の不安が強い場合には、抗不安薬（不安を軽減する作用があります）を使用するという方法があります。しかし、多くの抗不安薬は依存性の問題を軽視できないので、長期にわたる漫然とした使用は避け、短期間の使用が望まれます。

チック症状が強い場合には、トゥレット症候群で有効性が確認されている、ドーパミンを抑える作用の強い神経遮断薬（もともとは統合失調症に対する薬物で、抗精神病薬とも呼ばれます）の使用が考慮されます。神経遮断薬はしばしばかなりの効果がありますが、手の震えや体の硬直、便秘や口渇などの副作用が強く現われて、服用量を減らしたり種類を変えたり、副作用止めの薬物を追加するなどの対処を要することがあります。

チック症に併発する精神・行動上の問題が大きければ、その治療を優先することになります。具体的には次々項の「トゥレット症候群の併発症」で述べてあります。併発症に対する薬物療法がチックに影響を及ぼす可能性もあります。併発症を考慮した複雑な薬物療法については、脳とこころの問題にくわしい小児科医か児童精神科医（子ども専門の精神科医）に依頼するとよいでしょう。

⑤そのほかの方法

チックへの対処の仕方が身につくように促すことも大切です。チックがしたくなったときに、チックとは相容れないような運動をする練習を重ねるという行動療法の一種もあり、ハビットリバーサルと呼ばれています。チックをすっかりなくすのがむずかしい場合には、受け入れやすいようなほかの活動に置き換えていくというのもひとつの方法です。

絵や箱庭などで気持ちを表現することを促して、それを治療者がしっかりと受けとめることによって、緊張や不安の軽減をはかる心理療法が行われることもあります。この方法は、チックはこころに問題があるから起こるという前提で行い続けるのは不適切で、特異的な効果があるとはいえませんが、精神的な安定をつうじてチックが長びいたり悪化したりするのを防ぐという面があります。

■ほとんどは年齢とともに軽くなる

多くのチック症は一過性チック障害であり、一年以内にチックは消失します。慢性のチック症でも一〇歳から一〇代半ば過ぎくらいまでがもっとも重症であり、それ以降は軽快の方向に向かうことが多く、完全に消失することもあります。トゥレット症候群でも、九〇%が成人期の始まりまでに軽快・消失の方向に転じているとされています。しかし、少数では成人まで重症なチック症状が続いたり、成人後に再発したりすることがあります。そのような場合には、人生の中でもっとも激しい症状を成人後に体験することがあります。

どのような条件があれば一過性チック障害が慢性化するか、慢性化した中でも成人後まで重症でありつづけるチック症となるかはよく分かっていません。

チック症は、持続期間からみても、症状自体の激しさからみても、とても多様です。一～二カ月間目をパチパチしているだけの場合もあれば、大声が出たり体のあちこちが動いたりすることが何年も続く場合もあります。こだわりやすい、落ち着きがないなどの精神・行動上の問題をともなう場合もあれば、ともなわない場合もあります。

すべての場合に共通するのは、チックはこころに問題があるから起こってくるわけではないということです。チックを科学的に理解すると同時に、チックをもつ子どもをしっかりと受け止めることが必要であり、そのためには家族、保育や教育の担当者をはじめとして、治療者や研究者が連携していくことが望まれます。

チックQ&A

Q ▼七歳の子どもですが、一カ月ほど前からくせのように、まばたきをくりかえしたり、口をゆがめたりするようになって心配です。

Q ▼五歳のときから、くせのようにまばたきを頻回にするようになり、六歳ごろからは顔をゆがめたり、手をピクッと動かすなどの動きがみられるようになりました。また七歳から咳ばらいをよくしていました。八歳になってから、突然「アッ、アッ」という叫び声が出るようになりました。怖い病気ではないか心配です。

A ▼いずれのお子さんもチックだと思います。

チックとは体の一部にみられるくり返す動きや言葉で、くせの一種と考えられます。動きのチックとしては、強いまばたきや、顔をゆがめたり、頭を振ったりする一～二種類の動きだけのことが多いのですが、肩や手をピクッとさせたり、足や体全体を突っぱるような動きのこともあります。また声のチックとしては、咳払いをくり返したり、突然に「アッ、アッ」という叫び声が出たりすることもあります。

最初の七歳のお子さんのような場合は、一～二カ月で消えることもありますし、多くは一年以内には消えてしまいます。二番目のお子さんは運動性チックと音声チックがあって、一年以上続いていて、医学的にはトゥレット症候群と呼ばれます。くせが広がって長びいている状態ですが、こわい病気ではありません。

Q ▼何が原因なのでしょうか？　育て方が悪かったのでしょうか？　私が怒りすぎたためでしょうか？　精神的ストレスですか？

A ▼基本的な原因は、生まれつきチックをおこしやすい脳の体質であろうと考えられています。

チックの中でも何種類かの体の動きのチックと声のチックをもつトゥレット症候群では、そのご家族やきょうだいでもチックがみられやすく、チックの出やすい体質が遺伝する傾向があるといわれています。遺伝というととても大変な病気のような気がするかもしれませんが、親子で顔が似るようにチックを出しやすい体質が似ているということだと思います。

まばたきだけとか首を振るチックだけで、一年以内に消えてしまうような軽いチックのしくみについてはよくわかっていませんが、基本的にはトゥレット症候群と同じしくみで、その程度が軽いのではないかと考えられます。また脳のしくみからみると、脳の中で大脳基底核と呼ばれている場所の問題ではないかと考えられていますが、くわしいことはまだよくわかっていません。

チックの出やすさは、生まれつき脳のしくみによって決まっている可能性があります。もし出やすさが弱いけれど、ストレスのために脳が緊張して出てきているなら、身のまわりで、ストレスになっていそうなものを見つけて取り除けるものなら除いてみます。そうすると、出やすさが弱くて、ストレスがなければチックが出ないお子さんなら、チックが消えてしまう可能性もあります。

Q ▼父親も小さいころチックがありました。遺伝なのでしょうか？

A▼一部のお子さんで遺伝的にみられやすい場合があります。

現在では、強くて長びくチックは同じ家族にみられやすく、多少の遺伝性があると考えられています。ただ軽い治りのよいチックは小学校ころには四人に一人くらいみられるという調査結果もあり、かなり多くの人がもっている特性のようです。親子で顔が似るように、チックを起こしやすい脳のしくみも似ているということかもしれません。

Q▼友だちにいじめられてから、まばたきのチックが出てきました。いじめが原因だったのでしょうか？

A▼原因というより、きっかけになった出来事がみられることがあります。

チックが出始めるとき、お母さんに叱られたとか、学校でいやなことがあったとか、きっかけ（誘因）があるお子さんも三分の一くらいみられます。そのようなことから以前はストレスが原因ではないかと考えられていたようですが、ストレスは単純なきっかけで原因ではありません。残りの三分の二のお子さんではきっかけはなくて出てきます。

Q ▼お母さんの完璧主義のせいでチックになったといわれましたが、本当ですか？

A ▼ちがいます。

以前、子どもがチックになるのは育て方に原因があるという意見もありました。またお母さんが神経質で完璧主義で、干渉しすぎるから子どもがチックになるという意見もあったようです。

ただ、チックをおこしやすい脳の体質は、男の子ではチックを出しやすく、女の子ではチックではなく少し神経質な完璧主義の女性を作る可能性があるといわれています。つまり親子で同じ脳の体質をもっていると、お母さんは神経質で完璧主義になり、お子さんは同じ脳の体質のためにお母さんの育て方とは関係なくチックが出てしまう、という考えもできます。昔、脳のしくみがよくわかっていなかったときには、このためにあたかもお母さんが神経質に完璧主義で育てたからチックになったようにみえたのかもしれません。

Q▼お父さんとお母さんの中に本当の原因がある、といわれたのですが、どういうことか理解できません。

A▼そのような考え方もありました。

おそらくこれは精神分析という学問にもとづいた考え方ではないかと思います。この学問は、育て方や環境の中の出来事と現在ある症状を関連づけて解釈するもので、子どもの場合は環境というと家庭と学校しかないので、両親とくに母親との関係を中心に考えたためだろうと思います。

Q▼お医者さんから「チックのことを注意しないように」いわれました。その後注意しないようにしたのですが、チックは治りません。私がそれまでにチックのことを何度も注意していたから長びいてしまったのでしょうか?

A ▼そうではありません。

チックを心配して受診すると、お医者さんは「チックのことを注意しないように」、あるいは「チックについて叱らないように」ということが多いと思います。これは注意しても一時的にチックが増えるだけで軽くなることはありませんし、チックが続く期間が短くなるとも考えにくいからです。チックは基本的には生まれつきの脳の性質によるもので、その強さや種類や、どのくらい長びくかということも、生まれつき決まっている可能性が高く、注意をしたからひどくなったり長びいたりすることはありません。

Q ▼チックのある子どもへの接し方や育て方はどうすればよいのでしょう？

A ▼今までどおりでかまいません。

接し方や育て方については、基本的には今までどおりでかまいません。ただ生活をふり返ってみて、干渉しすぎるようなところがあるようでしたら、干渉を少しひかえるようにすればよいと思います。

Q ▼叱るとチックが増えます。叱らない方がよいのでしょうか？

A ▼悪いことをしたときには叱ってかまいません。

叱ることも社会的なルールをおぼえさせたりするためには、必要なことがあります。叱ったときにはチックは増えるのですが、一時的な現象ですぐもとにもどります。そのためにチックがひどくなったり、治るのが遅くなったりすることはありません。

Q ▼運動会や学芸会などの学校行事のときにチックが強くなります。どうすればよいのでしょう？

A ▼あまり気にしないでください。

チックは緊張するような行事があると二〜三日前から増加し、それが終わると半日から長くても一～二日で以前の状態にもどります。あまり気にしなくてもかまいません。

Q ▼おきているときに、「アッ、アッ」という叫び声が出ることが多いのですが、眠っていても同じような叫び声が出るときがあります。睡眠不足にならないか心配です。

A ▼睡眠不足にはなりません。

チックは普通は目を覚ましているときだけ出て、眠ると消失します。しかし日中ひどく出ているときには、睡眠中にも出ることがあります。しかし、そのために睡眠不足になることはありません。日中のチックが軽くなってきたときには、睡眠中のチックは先に消えていきます。

Q▼チックが始まったときと、その後一時よくなってまたひどくなったときに、とてもイライラして怒りっぽくなって、そうかと思うと急に赤ちゃんみたいに甘えてきたり変になってしまいます。こういうときはどうすればよいのでしょう。

A▼赤ちゃん返りにつきあってあげてください。

これが出てくるしくみはよくわかっていないのですが、たしかにこのような現象がみられることがあります。こういうときには「お兄さんなんだからちゃんとしないとだめ」などと叱ってもうまくいきません。赤ちゃん返りにつきあってあげてくださ い。時間のあるときにおひざにだっこしてあげたり、遊んであげたりしてくださ い。その方が早くよくなると思います。

Q▼チックがあるために、学校でいじめられないか心配です。

A ▼いじめられることは、ほとんどありません。

チックのお子さんに学校のことを聞いてみても、最初のころ「おまえ何やってんだよ」などといわれることはあるようですが、意外にチックのためにいじめられることはありません。おそらく友だちは最初は変に思うかもしれませんが、時間がたつとその動きを見慣れてくるせいか、気にしなくなります。

Q ▼いじめられて登校拒否にならないでしょうか？

A ▼登校拒否になる可能性は、チックのない子どもと、あまり変わりません。

チックの子どもの登校拒否の頻度は、私どもの外来に受診した約三〇〇人の中で三人だけでした。これはチックのない子どもの中での登校拒否の出現頻度とほとんど変わりありません。

Q▼「アッ、アッ」と叫ぶような大声のチックが出るのですが、本人は苦しくないのでしょうか？

A▼チックの声は、本人も気がつかないうちに無意識に出るので苦しくはありません。

Q▼手や足がビクッと大きく動くことがあります。けがをしないか心配です。

A▼心配ありません。

チックの動きのためにけがをしたというお子さんは、今までの私どもの経験ではありません。あまりめだつ大きな動きがあってけがが心配なときは、薬で動きを抑えることができます。

Q　▼学校より家でチックが多いのですが、家庭に問題があるのでしょうか？

A　▼家庭に問題があるわけではありません。

トゥレット症候群のお子さんで、たくさんの種類のチックが強く出ているときには、学校でも家庭でもあまり差はみられませんが、軽くなってくると外出時は緊張で抑制されるため、家の中で多いという印象を受けるかもしれません。家庭に問題があるから、家の中でチックが増えるというわけではありません。

Q　▼テレビをみているときにチックが増えるのですが、テレビを見せない方がよいのでしょうか？

A　▼テレビは見せてかまいません。

たしかにテレビをみているときにチックが増えるお子さんがいるのですが、これはそのときだけでテレビを見るのが終わるとともとにもどります。私どもの経験でも、テレビを見る時間が長いからといってひどくなることはありませんし、いつ治るかということにも影響しないと思います。テレビを見せる時間はその家庭の教育方針で決めてかまいません。

Q▼幼稚園のころからチックが始まったのですが、そのころは軽いまばたきでした。その後いろいろなチックが出てきて、首を振ったり、体をくねらせたり、突然大声で叫んだりします。だんだんひどくなってくるようで心配です。

A▼一部のお子さんは、このような経過で小学校高学年まで、徐々に強くなっていくことがあります。

チックの中でも長期の経過をとるトゥレット症候群をみると、三〜五歳ごろの幼稚園ごろに始まり小学校の三〜六年生ごろ、一〇歳ごろがもっとも強くなり、その後自然に軽くなってきて、約半数は中学校を卒業するころにはチックは消えてしまいます。他の半数の子どもは少し残るのですが、軽いまばたきや咳払いになり、めだたなくなります。

Q ▼治らないといわれたのですが本当でしょうか？

A ▼ほとんどは一年以内に治ります。

チックの大部分はまばたきや頭を振るなど一つか二つのチックで、あまり種類が増えることはありません。このような場合は半年か一年以内にほとんど消えてしまいます。チックの大部分は治ると考えてかまいません。

子どものころの一時期にチックのあるお子さんは多く、一〇〇人に五〜一〇人くらいいるといわれています。その中で一年以上続いて、チックが全身に広がって声も出るようなお子さんは、一万人に五人くらいです。幼稚園から小学校低学年で出てくるチックは、一〇〇人中九五人以上が、何もしなくても一年以内に消えてしまいます。

まばたきや頭を振るチックだけでなく、肩や手や足も動いたり、全身を突っ張るような動きがあったり、声が出たりするチックは少し長びくのですが、それでも半数の子どもは中学の終わりくらいまでに消えてしまいます。残りの半分はその後も少し残るのですが、チックの動きは年齢とともにゆっくりとしためだたない動きになって、まわりの人は気づかなくなってきます。またチックは軽くなってくると、家の中では目についても、学校や外出したときなど、本人が気がつかないうちに軽い緊張がかかるためか、抑制されてあまりめだたなくなります。

Q ▼将来の社会生活に支障はないのでしょうか?

A ▼ほとんどの場合、チックは消失します。

もし大人になるまで残ったとしても、チックは家から出たとき、仕事のときなどは消えることが多いようです。もし多少出たとしてもめだたなくなっていますので、社会生活での支障はありません。よくテレビに出てくる有名な政治家や芸能人の中にも、チックが残っている人もいます。ですから、将来の社会生活についてはとくに心配しなくてよいと思います。

Q ▼チックがある子の場合、どのようなときに病院に行けばよいのでしょうか？

A ▼日常生活に不便なことがあるようでしたら、病院で受診してください。

軽いまばたきのチックや、首をふるチックはよくみられるもので、短い期間で消えてしまうことが多く、本人が気にしていなければ、しばらく様子をみていてかまいません。

もし手が急に動いてジュースやおみそ汁をこぼしてしまったり、体や足が急に動いて転んでしまったり、日常の生活に支障が出るようでしたら受診して相談した方がよいと思います。また体の動きのチックは軽くても、大きな声がくり返し出るようでしたら相談されてはいかがでしょう。

Q ▼チックに効く薬はありますか？

A　▼あります。ハロペリドールという薬が一般的に使われています。またそれ以外にも数種類以上、チックに有効な薬があります。

Q　▼薬は、副作用の心配はありませんか？

A　▼副作用は子どもにはほとんど出ませんが、稀にみられます。

副作用がでるとすれば、少量で開始しても稀に眠気を訴える子どもがいます。ただ一日中眠いというのではなく、午後の時間にお昼寝をしてしまう、ということがときにみられます。そのようなときは薬の量を少し減らすか、夜寝る前に一回だけ飲むようにすれば、多くの場合薬を続けることが可能です。

アレルギー反応をおこして発疹の出るお子さんが稀にいますが、はっきりしなくても疑わしいことがおこれば別の薬に変えることになります。そのほか薬を飲み始めて何か変わったことがあるようなら、とりあえず薬は休んでおいて、お医者さんに相談してみてください。

Q ▼薬はどの程度効くのでしょうか？

A ▼七〇～八〇%くらいのお子さんに有効です。

ハロペリドールという薬がチックに効くことがわかってきてから、症状の強い重症のチックには薬を使うことが多くなってきました。この薬は七〇～八〇%の子どもで効果がみられます。まったく消えてしまうわけではないのですが、回数が減ったり、動きが小さくめだたなくなったりします。また使いはじめに効果があっても、しばらく使っていると効果がはっきりしなくなることもあります。

Q ▼薬については、今までみていただいた先生の中にも、使った方がよいという先生も、薬なんか飲まない方がいいという先生もいました。どちらが本当なのでしょうか？

Ａ ▼お子さんの状態によって変わってきます。

たしかに先生によって意見がちがうかもしれません。軽いチックですと何もしなくても短いあいだによくなって消えてしまうことも多く、少しめだつチックでも少し待っているあいだに軽くなってくることはよくあります。

ただチックの動きが大きくて、食事のときにおみそ汁をこぼしてしまったり、コップに入ったジュースを飲もうとしてこぼしてしまったり、字を書こうとしても手が動いてしまって書けなかったりするなど、日常の生活に困ることがあるようなら、薬を使った方が早く軽くなります。

Ｑ ▼薬を始めると、ずーっと続けなくてはいけないのですか？

Ａ ▼初めに二〜四週間、使ってみます。

薬をのみ始めて、日常生活に差し支えない程度に軽くなったら、二〜三週間使って、一度やめてみます。やめてもほとんどの場合軽くなったままで、急に強くなることはほとんどありません。その後は経過をみていて、チックが強いときだけに使うというのもひとつの方法です。

Q▼心理的な治療はどの程度効くのでしょうか？　心理的な治療は受けてみて効果がないように思えるのですが、学校を休ませるのも気になりますし、本当に必要なのでしょうか？

A▼そのときの症状の強さや、薬の効果があるかどうかによります。

心理的治療や対応を変えることでチックが軽減したと思われるお子さんも、少数ですが経験しています。まばたきなどの軽くて治りやすいチックのお子さんでは、お母さんが少し自由にさせてあげたり、きっかけになったことを取り除いてあげるだけで、チックが軽くなったり、消えてしまったりすることがあります。

ただチックのように年齢とともに症状が軽くなっていくものでは、どこまでが心理的治療の効果でよくなったのか、どこまでが自然の経過なのかをたしかめるのはむずかしいように思います。またトゥレット症候群のような重症のチックについては、心理療法の効果は期待できません。

ただチックに対する心理療法というのは、チックを治すということではなく、チックで困っているお子さんを精神的に支え、それで不安になっているお母さんを支えていくことに意味があるように思います。

Q▼心理的な治療と薬を一緒に使うこともできるのでしょうか?

A▼一緒に使うこともできます。

心理的治療と薬を一緒に使うことも可能です。重症のチックでは治療の基本は薬ですが、薬の効果もかぎられているので効果のありそうな治療法、たとえばいろいろな種類の薬や、心理療法や行動療法を組み合わせて試してみる必要があります。

トゥレット症候群の併発症

トゥレット症候群と一口にいっても、ひとりひとりで状態が大きく異なります。それにはチック症状の重症度も関係しますが、主たる問題がチック症状だけなのか、それ以外の精神・行動上の問題（併発症）があるかも大きく影響します。トゥレット症候群の人の中には、チック症状よりも併発症の方が生活の支障となっていることがしばしばあります。トゥレット症候群をよりよく理解してより適切に対応するためには、併発症を念頭に置くことは欠かせません。

この項では、トゥレット症候群の併発症の中で比較的頻度が高かったり共通のメカニズムが想定されるものについて説明します。ここでの併発症とは、トゥレット症候群にともなう精神・行動上の問題を広く指しており、併発する障害のみならず症状をふくんでいます。

併発症の概要を述べた後に、薬物療法を中心にその治療について簡単にふれます。

■OCD（強迫性障害）obsessive-compulsive disorder

強迫症状は、トゥレット症候群の併発症の中でも頻度が高く、トゥレット症候群の特徴のひとつと考えてもよいくらいです。

強迫症状には、考えたくないのにくり返し考えずにいられないという強迫観念と、やりたくないのに行動をくり返さずにはいられないという強迫行為とがあります。その不合理性に悩み、それに抵抗しようとしてもむずかしく、苦悩したり日常生活の障害を生じたりしている場合に、ＯＣＤ（強迫性障害）と診断されます。トゥレット症候群の中でＯＣＤの診断基準を満たす人は約三〇％と思われます。トゥレット症候群においては、強迫症状をともなうとすると一〇歳ごろより出現してくることが多いようです。

一般にＯＣＤでは多様な強迫症状が認められますが、ばい菌などに汚染されたのではないかと案じる強迫観念や手洗い、掃除などをくり返す強迫行為がもっとも典型的です。また、強迫観念に反応して強迫行為を行って（たとえば、ばい菌で汚染されたと考えてしまうので手洗いをくり返す）、強迫症状に不快感や恐怖がともなうのが普通です。

これに対して、トゥレット症候群とＯＣＤとの併発では、自分を傷つけるのではないかとか、誰かに傷つけられるのではないかなどをくり返し考えてしまうという強迫観念や、そのような事態を避けるために戸締りや火の元などをくり返し確認せずにいられない強迫行為が多くなっています。物事がまさにぴったりであることにこだわる強迫観念や、物を並べ直したり、同じことをくり返し行ったり、何度も触ったりするという強迫行為もめだちます。また、強迫行為は自動的に起こる傾向があり、強迫症状には不快感をともないにくいとされています。トゥレット症候群における強迫症状は、衝動性の統制の悪さで特徴づけられていると思われます。

この衝動性の統制の悪い強迫症状は、衝動（urge）または感覚チック（sensory tics）という、トゥレット症候群の症状と関連すると思われます。この症状は、チックとしてチックと関連する部位にチックが起こる直前に違和感を感じたり、チックが起きた直後に解放感を感じたりするものであり、一〇歳ごろから現われるようになります。

トゥレット症候群の併発に関わらず、年齢の低いＯＣＤの特徴として、不合理性が十分に自覚されないことがあります。また、子どもでは、強迫観念よりも強迫行為がめだつこと、親などに対して大丈夫かどうかをくり返し尋ねたり、悪いことをしてしまった気がするとくり返し訴えたり、自分の代わりに確認などをくり返すように強要したりすることがあります。

ＯＣＤや強迫症状をともなうトゥレット症候群では、トゥレット症候群単独と比べて、チックの発症時から複雑運動チック（顔の表情を変える、地団駄を踏むなど一見すると目的性があるように見える運動チック）を認める率が高く、またチックの発症年齢もやや高く、チックがより重症であるとされています。

自分の体をたたく、舌を噛むなどの自傷行為が、より高率になるともいわれています。自分を傷つけたくないと思えば思うほど自分を傷つけてしまうというように、衝動性の統制が悪いトゥレット症候群の強迫症状の特徴が関与していると思われます。

ＯＣＤ以外の精神科的併発症の数が多くなるともいわれています。しかし、ＯＣＤや強迫症状の有無にかぎらず、ＡＤ／ＨＤ（注意欠陥／多動性障害）は高率に認められます。

なお、強迫症状は一定の限度内にとどまっていれば、むしろ几帳面さなどの長所として機能することがあります。そういう場合もふくめてトゥレット症候群との関わりが密接といえましょう。

■ＡＤ／ＨＤ（注意欠陥／多動性障害）attention-deficit/hyperactivity disorder

トゥレット症候群の併発症の中でも、ＡＤ／ＨＤ（注意欠陥／多動性障害）はＯＣＤ（強迫性障害）と並んでその頻度が高く、五〇％以上におよぶという報告もあります。

ＡＤ／ＨＤは、七歳以下で発症して、不注意、多動、衝動性という三つの行動症状を示す症候群です。不注意とは注意の持続が困難で話しかけられても聞いていないように見えたり、指示に従うことができなかったり、なくし物が多かったりすることです。多動とは動き回ったり座っていてもそわそわしたりすることです。衝動性とは考えなしに行動して待つべきときに待てないことです。これらの症状が学校と家庭などの二つ以上の状況で認められ、生活に支障をきたす場合に、ＡＤ／ＨＤと診断されます。

ＡＤ／ＨＤを治療していると二〜三年くらいのあいだにチックが出現して、トゥレット症候群の診断基準を満たすようになることがあります。また、トゥレット症候群ではチックの発症後に落ち着きのなさがめだってくることもあります。後者では、七歳以前のＡＤ／ＨＤ症状の存在が不確かであったり、チックや不安などの影響が大きいと考えられたりするため、必ずしもＡＤ／ＨＤの併発とは断定できません。その中には、軽症のＡＤ／ＨＤが存在していたところにトゥレット症候群が発症して、ＡＤ／ＨＤ症状が顕在化した場合もあるのでしょう。

トゥレット症候群とＡＤ／ＨＤとの併発では、トゥレット症候群をともなわないＡＤ／ＨＤと比べてＡＤ／ＨＤ症状には大きな相違はないとされています。ＡＤ／

ＨＤをともなうトゥレット症候群では、トゥレット症候群単独と比べてチック症状には大きな相違はないとされています。

ほかの精神科的併発症としては、反抗挑戦性障害や行為障害、ＬＤ（学習障害）、気分障害、排泄障害などの従来ＡＤ／ＨＤでよく認められるものが、やはり多くなっています。一方、ＡＤ／ＨＤの併発の有無によって、トゥレット症候群における強迫症状やＯＣＤの頻度はあまり変わりません。これはトゥレット症候群とＯＣＤとの密接な関係を反映していると思われます。また、ＡＤ／ＨＤを併発するとトゥレット症候群単独より社会適応が不良な傾向があります。

トゥレット症候群とＡＤ／ＨＤとを併発すると、両者が臨床特徴を修飾し合って特有の像を形成するというよりも、両者の問題が足し合わさって困難さを増強しているようです。とはいえ、たんなる足し算ではなく、家庭や学校などで叱られたり失敗したりすることがより多くなり、いっそうやる気や自信をなくしてしまい、チックや落ち着きのなさが悪化する可能性をふくんでいます。

また、トゥレット症候群とＡＤ／ＨＤとＯＣＤの三者が併発した場合には、コプロラリア（汚言症）や自傷行為が多くなり、衝動性の統制の悪い強迫性がもっともめだつ特有の一群を形成する可能性があります。

■不安、抑うつ、パニック障害と不登校

トゥレット症候群では不安、抑うつの傾向が一般よりも高いといわれています。それにはチックが激しいために悩んだり疲労したりすることも関係あると思われます。

医療機関を受診するトゥレット症候群では、分離不安障害やパニック障害などのOCD（強迫性障害）以外の不安障害の併発も少なくないとの指摘もあります。分離不安障害は、親や大切な人からの分離に対して、発達的に不適切で過剰な不安を抱いて離れなくなる障害であり、日常生活に困難をきたすものです。分離に対する恐怖から学校などへ外出することを嫌うこともその症状のひとつです。パニック障害は、動悸、胸痛、窒息感、めまいなどの自律神経性不安および死、発狂などの恐怖が突如として起こる激しい不安発作（パニック発作）をくり返す障害です。チックを気にしている人がこれらを併発するといっそうひきこもりがちになるかもしれません。

うつ病性障害や双極性障害（従来は躁《そう》うつ病）などのように、気分や感情の変化を基本とする気分障害を併発することもあります。気分障害はOCDやAD／HD（注意欠陥／多動性障害）との関連が指摘されていますので、これらを併発するトゥレット症候群でより併発しやすくなるかもしれません。

医療機関、とくに精神科を受診するトゥレット症候群では、不登校になることもしばしばあります。不登校とは、何らかの心理的、情緒的な要因の関与が想定され、児童生徒が登校しない、あるいは登校したくてもできない状態をさしており、さまざまな場合があります。

トゥレット症候群で不登校になる場合にも、ひとりひとりで関与する要因は異なっているでしょう。チックが激しくて心身ともに疲れきってしまい登校できないことがあるかもしれません。チックを気にしすぎて不安、緊張が高まっているのかもしれません。周囲がチックに対して無理解で、たとえば教師が叱ったり責めたりするとか、同級生がしつこくからかったりいじめたりすることがあるかもしれません。これまで述べてきた併発症が関係しているかもしれません。その際には、ＡＤ／ＨＤとＬＤ（学習障害）を併発して学業不振があり、自己評価が低下していて抑うつ的になっているというように複合的に作用しているかもしれません。それから、トゥレット症候群や併発症の治療で服用している薬物の副作用が関わっていないかの検討もした方がよいでしょう。もちろん、これらの要因のいくつかが組み合わさっていることは十分にありえます。

■学業不振とLD（学習障害）

①学業不振

トゥレット症候群では知能の分布は一般的な傾向と大きく異ならないのですが、知能から期待されるよりは学業が振るわないことがあります。

学業不振と関連する要因のひとつとして、LD（学習障害）の併発が考えられます。そのほかには、トゥレット症候群そのものに関連して、チックが激しくて字を書くことが難しかったり、じっと勉強していられなかったりするとか、学校ではチックを抑制することに専念して授業の内容が頭に入らないという場合があるかもしれません。AD／HD（注意欠陥／多動性障害）を併発していて、注意の持続が短かったり段取りよく課題をできなかったりして、学習が進まないためかもしれません。トゥレット症候群の治療で服用している薬物の副作用で、ぼーっとして頭が働かないことも関係しているかもしれません。これらの複数の要因が関与している場合もあるでしょう。そして、学業不振にともなって自己評価が低下して、学習の意欲をますますなくして悪循環に陥ることもあるかもしれません。

②LD（学習障害）

LD（学習障害）は、全体的認知能力に比較して言語、学業あるいは運動に関わる能力が、特異的に極端に低いことで表わされる障害であり、その基盤に特定の脳機能の障害の存在が推定されています。通常は精神遅滞をともなう場合にはＬＤとは診断されませんが、遅滞があっても認知の不均衡が明確であれば診断できるとされています。

どのような認知能力が特異的に低いかによって診断され、たとえば読字障害であれば、書かれた文字を読みとって理解する能力が特異的に低いために学業や日常生活に支障をきたしています。算数障害であれば、加減乗除のような基本的な計算力の習得に困難があります。書字表出障害であれば、文字を書く能力が特異的に低く、鏡文字になったり文字の一部が置き換えや省略されたりすることがあります。

ＬＤの中で複数の領域の障害を併せもつことがしばしばあります。また、ＡＤ／ＨＤを併発することがしばしばあります。年齢や発達水準に比べて未熟で対人面でも不器用な場合もあります。

なお、トゥレット症候群ではＬＤの診断基準を満たすほどではないものの、学習能力の不均衡が認められる場合が少なくありません。話されたことを理解したり会話をしたりすることは得意であるのに、手作業や書くことなどが苦手な傾向があるようです。

■攻撃性や怒りのコントロールの困難

トゥレット症候群には、衝動性や攻撃性をともないやすく、自傷、器物破損、他害を起こしやすいといわれています。普段はとくに乱暴でもないのに、たいした理由もなく突如として「きれて」しまって止められず、鎮静化してから後悔するという怒り発作（rage attack）または爆発的憤激（explosive outbursts）が注目されています。この怒り発作はＯＣＤ（強迫性障害）やＡＤ／ＨＤ（注意欠陥／多動性障害）を併発する場合により起こりやすいようです。

必ずしも高率ではありませんが、とくにＡＤ／ＨＤを併発した場合には、行為障害を併発することもあります。行為障害は、他者の基本的人権、または年齢相応の主要な社会的規範または規則を侵害することが反復し持続するという行動様式によって定義されています。行動症状としては、人や動物に対する攻撃性、所有物の破壊、嘘をつくことや窃盗、重大な規則違反があげられています。なお、行為障害は必ずしも触法行為に直結するとはかぎりません。

■そのほかの併発症

トゥレット症候群では睡眠障害が少なくないことが分かってきています。寝つきが悪かったり、熟睡できずに夜中に目が醒めてしまうことなどがあります。これは

ＡＤ／ＨＤ（注意欠陥／多動性障害）でもしばしば認められることであり、ＡＤ／ＨＤの併発との関連の検討も必要でしょう。

やりたくないとかやってはいけないと思うにも関わらず、または思うとよけいにやってしまうという衝動性と強迫性の問題が存在するという点でトゥレット症候群と共通するかもしれない併発症としては、吃音《きつおん》症、抜毛《ばつもう》症、身体醜形《しゅうけい》障害、摂食《せっしょく》障害、露出症があげられます。

抜毛症は、毛髪を抜きたいという衝動に抵抗することにくり返し失敗して、毛髪が著しく失われる障害です。

身体醜形障害（従来は醜形恐怖）は、外見に異常がないにも関わらず醜いとか歪んでいるなどの考えにとらわれて苦悩したり、日常生活の障害を生じたりする場合に診断されます。

摂食障害は、主として神経性無食欲症と神経性大食症からなります。神経性無食欲症は、ボディイメージの歪み、肥満への恐怖があり、太っていないにも関わらず意図的に体重減少を持続させる障害です。神経性大食症は、発作的に過食をくり返す一方で、体重の増加を防ぐために不適切で極端な方法を用いる障害です。

露出症は、見知らぬ人に自分の性器を露出するという、性的な空想や衝動や行動にとらわれて苦悩したり、日常生活に障害を生じたりするものです。

また、自閉症圏障害もときにトゥレット症候群に併発します。自閉症圏障害とは、自閉症およびその近縁の疾患が共通する傾向を有してひとつのスペクトラムを形成するという考えから名づけられたものです。自閉症は、

①相互的な社会関係の質的障害

②コミュニケーションの質的障害

③行動、興味、活動が限局して反復的・常同的であること

の三つの行動症状が三歳以下に出現してくると定義されます。トゥレット症候群における自閉症圏障害の頻度が著しく高いわけではありませんが、自閉症圏障害におけるトゥレット症候群の頻度は数%くらいと高く、両者には何らかの関連がある可能性があります。

■併発症の治療の基本

当然ながら適切な治療には適切な診断と評価が必要です。そして、個々の症状や問題のみにとらわれず、トゥレット症候群の個人全体を考えることが大切です。併発症があったとしても、その人の特徴をよりよく理解するうえで参考にするという程度の場合もあれば、チックよりも併発症の治療に重点を置く必要がある場合もあります。

少なくとも併発症が存在すると分かっていると、それにともなう行動上の問題について不必要な葛藤を避けることができます。たとえば、ときどき「きれて」しまうことが怒り発作かもしれないと考えられれば、「根性が悪い」とか「わがまま」と一方的に本人を責めることが減り、本人がますます苛立ったり自己評価が低下してやけになったりする危険性が下がります。

さらに、併発症による問題が大きい場合には、それに対して積極的に治療をすることを検討できます。たとえば、ＯＣＤ（強迫性障害）やＡＤ／ＨＤ（注意欠陥／多動性障害）に対しては、認知行動療法をふくめた心理教育的接近、薬物療法などが考えられます。ＬＤ（学習障害）に対しては、学習環境の整備、本人の能力の不均衡に合わせた学習プログラムの工夫などが考えられます。

チックも併発症も合わせて、問題を整理して、何からどのように対応していったらよいかを検討していくことが重要だということです。

■併発症の薬物療法

すでに述べたように、併発症の治療は薬物療法にかぎりません。次項の「どうサポートするか」では併発症も視野に入れてトゥレット症候群への働きかけが述べられていますので参考にしてください。ここでは、併発症に関連する薬物療法でとくに留意すべき点を簡単に述べておきます。なお、実際にはこれらの薬物が使用されていますが、小児の精神障害に対する薬物として厚生労働省から認可されているのはピモジド（商品名はオーラップ）のみです。そのほかの薬物は成人に対する知見を小児にあてはめて使用しています。また。トゥレット症候群やAD／HD（注意欠陥／多動性障害）に対して認可を得ている薬物はありません。

①神経遮断薬

チックに確実に効果がある薬物としては、神経遮断薬があげられます。幻覚・妄想に対する薬物として開発されたので、抗精神病薬ともいいます。ハロペリドール（商品名はセレネースなど）、ピモジド、リスペリドン（商品名はリスパダール）などがあります。これらの薬物の服用量が本人にとって多過ぎると、頭がぼーっとしたりやる気がなくなったりして、ときには不登校に陥ることがあります。チックに対してもっとも有効なハロペリドールはこの副作用がもっとも強いようです。このような副作用は、服用量を減らしたり、薬物を中止したり変更したりすることで、対処可能です。

②セロトニン再取り込み阻害薬（SRI　serotonin reuptake inhibitor）

セロトニンという神経伝達物質（神経と神経のつなぎ目であるシナプスで情報を伝達する物質）がシナプスで再取り込みされて代謝されるのを防いで、結果的にセロトニンを増強する薬物です。抗うつ薬ですが、強迫やパニックなどにも有効とされています。クロミプラミン（商品名はアナフラニール）、さらにはより選択的にセロトニンに作用する薬物（selective SRI、すなわちSSRI）であるフルボキサミン（商品名はデプロメール、ルボックス）、パロキセチン（商品名はパキシル）があります。ＯＣＤ（強迫性障害）、とくにばい菌などに汚染されたのではないかと案じる強迫観念や手洗い、掃除などをくり返す強迫行為に効果的です。トゥレット症候群に併発するＯＣＤでは、SSRI単独でかえって状態が悪化する場合もあるので、慎重に使用した方がよいでしょう。神経遮断薬と併用するとチックも強迫症状も改善しやすいと思われます。

③中枢刺激薬

ＡＤ／ＨＤ（注意欠陥／多動性障害）の人の約三分の二で行動を改善する効果がある薬物で、とくに不注意に特異的に作用するとされます。有効な場合には比較的速やかに行動が変化します。メチルフェニデート（商品名はリタリン）、ペモリン

（商品名はベタナミン）があります。トゥレット症候群とＡＤ／ＨＤの併発では中枢刺激薬の服用によってチックが増悪するとの報告があり、チックの既往歴や家族歴がある場合には中枢刺激薬の使用は避けた方がよいと考えられてきました。しかし、チックが軽症でＡＤ／ＨＤの問題が重大な場合には、チックの悪化という副作用の可能性も念頭に置いて、慎重に経過を見つつ使用した方が利益が多いことがあります。中枢刺激薬と神経遮断薬を併用するということも考えられるでしょう。とはいえ、チックが重症なトゥレット症候群とＡＤ／ＨＤとの併発では中枢刺激薬は使用すべきではありません。

④クロニジン

本来は高血圧に対する薬物ですが、チック、多動や衝動性に対して有効なことがあり、睡眠障害にもよい効果があるとされています。チックに対する効果はあまり鋭敏ではなく、効果が現われるまでに何週間もかかったり、有効な割合が神経遮断薬よりも低かったりするといわれていますが、中枢刺激薬のようにチックを悪化させることなしに併発するＡＤ／ＨＤ（注意欠陥／多動性障害）を改善する可能性があります。

⑤気分安定薬

躁うつという気分変動を安定化させる薬物です。炭酸リチウム（商品名はリーマス）、抗てんかん薬でもあるカルバマゼピン（商品名はテグレトールなど）やバルプロ酸（商品名はデパケンなど）があります。衝動性や攻撃性にも有効なことがあるとされています。それらを併発するトゥレット症候群で、やみくもに神経遮断薬を増量するよりも、気分安定薬を追加した方が利益が大きい場合があると思われます。

この項のはじめにも述べましたが、トゥレット症候群と併発症との組み合わせは一律ではありません。チック症状は重症なのに併発症のないトゥレット症候群の人もいます。ＯＣＤ（強迫性障害）とかＡＤ／ＨＤ（注意欠陥／多動性障害）という診断で治療をしているうちに、軽症のトゥレット症候群を併発していることが判明してくる人もいます。

併発症がどれくらい問題になるかは、トゥレット症候群と同様に、その重症度、それに対する本人や周囲の対応などによって大きく異なります。また、学業不振や不登校の例でも述べたように、ある行動上の問題にどのような要因が関与しているかは個々人で異なり、単純にトゥレット症候群のためとかひとつの併発症のためと決めがたいことがあります。トゥレット症候群を多面的に理解するという見地から、併発症を検討することが大切でしょう。

どうサポートするか

トゥレット症候群は、チック症を中心とするさまざまな併発症からなっており、ひとりひとり異なった重さや症状をもった症候群です。トゥレット症候群の療育とは、医療的、リハビリテーション的、教育的、心理的あるいは広く社会学的働きかけをふくんだ、トゥレット症候群の個人にあわせた総合的な働きかけです。したがって、療育とはこの症候群の特徴にもとづいた、ひとりひとりにあわせた治療と支援ということができます。

最初に、トゥレット症候群の療育の概略を述べて、トゥレット症候群の経過と並行して年代ごとに広がる生活の場にあわせて、家庭生活、学校生活、社会生活の順に療育について述べようと思います。

■療育の概略

①トゥレット症候群の経過

チック症の発症は幼児期からみられ平均発症年齢は約七歳であり、まばたきをはじめとする顔面の単純運動チックで発症することがもっとも多くなっています。単純音声チックは平均一一歳ごろに発症してきます。複雑運動チックは、平均一一～一三歳くらいで出現してきます。また、複雑音声チックは、若干遅れて一一～一五歳の範囲となっています。トゥレット症候群の全症状がそろうのは小学校高学年であり、平均的には一〇歳ごろです。チック症状のもっとも激しい時期は中学から高校世代にかけてであり、二〇歳前後より全体的には症状の軽減が見られるようになります。

②療育の原則

トゥレット症候群への療育の基本は、①チック症状のコントロール、②併発する症状や障害への対処、③家族支援、④友人関係や学校・地域環境の調整および就労と生活の質の向上の四点となります。

療育の重点は、年齢の変化にともなうトゥレット症候群の経過により変わります。すなわち、発症をめぐる時期、症状がもっとも著明になる時期、その後の症状が消褪したり固定したりする時期の三つの時期に分けられます。また、その時期に応じて主な生活の場は、家庭生活から学校生活、社会生活へと広がっていきます。

③医療にかかるタイミング

親にとって、チック症について気軽に相談できる場所が十分にあるとはいえませんが、小児科を受診したり、心理相談や教育相談を受けてみましょう。トゥレット症候群だからといって医学的治療が必要なわけではありません。トゥレット症候群にも病気としての重さがあります。重い場合には、より積極的な治療が必要になります。その重さの判断については、①チック症の激しさ、②チックが本人と周りに与える悪影響の強さ、③併発症の重さで考えると分かりやすいと思います。

チック症状が激しいというのは、運動チックが全身におよんだり、大きな叫び声の音声チックやコプロラリア（汚言症）などの複雑音声チックがあったりする場合、さらにはチック症状のために字が書けなかったり食事ができなかったり、体が痛くなったり、自傷や他害や破壊行動となるなど、直接的に生活に影響する場合です。チックが本人と周りに与える悪影響が強いというのは、チックを気にして登校や外出をしぶる、周囲からチックについてからかわれたりいじめられたりして悩むというように、自信をなくしたり社会参加に困難がある場合です。併発症には、強迫性障害、ＡＤ／ＨＤ（注意欠陥／多動性障害）、学業不振やＬＤ（学習障害）などがあります。これらの症状が強い場合もまた医療にかかることを考えてください。なお、これらの合併症の症状については前項の「トゥレット症候群の併発症」

を参照してください。

④治療と支援の方法

チック症状のコントロールや、合併する症状や障害への対処の基本には薬物療法があげられます。薬物療法については、それぞれの項を参照してください。また、本人や家族などへのガイダンスあるいは社会適応のための支援が必要になります。親や教師がトゥレット症候群を正しく理解し連携することも必要です。トゥレット症候群は心因で起こるものではなく、脳機能障害が基本にありますので、古典的な精神療法のみにこだわるのは適切ではありません。しかし、緊張や不安の軽減をはかってチックの増強を防ぐという心理療法やカウンセリングは意義があると思います。

状態によっては、行動療法、催眠療法などが試みられます。行動療法の一種でハビットリバーサルという方法があり、チック症にも応用されています。チックと対抗する運動を、チックがしたくなったときに行う方法であり、特定のチックが強かったり、薬物への反応が不良である場合に試みてもよい方法です。それぞれのトゥレット症候群の個人にあわせた治療の組み合わせや連携はいまだ不十分なところがあります。これらの連携を作り上げていくのが今後の課題のひとつです。

■家庭生活——チック症からトゥレット症候群へ

①チック症のはじまりのころ

チック症の多くは、顔を中心とする単純運動チックとして幼児期から小学校低学年ごろに始まります。このため多くの場合、親が家庭でチック症に気づくことになります。よく見られるチックは単純チックであり、運動チックとしてはまばたき、首の急激な動き、肩すくめ、顔しかめなどがあります。音声チックとしては、コンコン咳をする、咳払い、豚のようにうなる、鼻をクンクンさせる、鼻をならす、吠えるなどがあります。トゥレット症候群が短期間のうちに症状がでそろうことは少なく、徐々に症状がそろっていきます。

②チック症の変動には脳の機能と環境が関連する

チックは心理的な影響で変動することがめだちます。このために、今なお心因性の疾患であるという誤った理解がされがちです。生物学的な基礎のある疾患であることをふくめてチック症の正しい理解が必要となります。

環境による変動には大まかな特徴があります。緊張が増加していくときや強い緊張が解けたときに症状が増加し、精神的に安定しているときに症状が減少する傾向があります。待合室ではさかんにチック症を出しているが、診察室ではまったくチックが認められないこともあります。学校ではチックがめだたないのに家庭ではチックが多いことがしばしばありますが、家庭に問題があるからではなくて、むしろ家庭では学校のように緊張しないでいられるためであると理解できます。

緊張や不安だけでなく、楽しいことで気持ちが高ぶったときにもチックは増加する傾向があります。テレビを見たりテレビゲームをしたりしているときにチックがめだつことはよくありますし、食事中にチックが増えるという話も意外とよく聞きます。同じように楽しいことでも、夢中になってプラモデルを作るなどというように集中して作業をしているときにはチックは減少する傾向があります。また、チックは睡眠中にはほとんど見られません。

トゥレット症候群でよく見られますが、心理的な理由もなく自然にチック症状がつぎつぎに変化したり、あるいは軽快したり、憎悪したりすることもあります。症状の出没をあまり気にしない方がよいと思います。多くの場合はそのまま消えてしまったり、あまり気にならない程度の状態に変わってしまったりします。

③親の心構え

親はチック症とトゥレット症候群をきちんと理解しましょう。一過性チック症は一〇〜二〇%の子どもにみられ、非常に高い頻度で現われる症状です。親の養育の態度や子どもの性格が悪いために起こってくるのではありませんので、「育て方が悪かったのではないか」と自らをあまり責めないことです。

チック症状を気にして、叱ったりして症状をなくそうとすることは適切ではありません。かえって症状や家庭内での適応を悪くします。チック症は本人の特性というくらいに受けとめ、子どもの長所などを評価し、子どもが精神的に安定できるように心がけたいものです。しかし、どんなときでも叱ってはいけないということではありません。子どもを育てるうえでは適切な叱り方は必要です。また、子どもの努力したことについては、結果はどうあれ評価してあげましょう。食事や睡眠に注意をはらい、規則的な生活を送るのも大切です。本人の長所と短所を知り、本人の気持ちを理解しましょう。

環境から受ける緊張や不安はチック症状の一次的な原因ではありませんが、それを増強する要因ですので、それが改善するような環境調整も大切です。たとえば、過度の習い事や塾通いあるいは宿題やテスト、養育者間の不一致をふくめた一貫しない養育方針などがあれば、改善をはかっていくのがよいこともあります。

子どもが学齢期になると、親は学校との連携の役割を負うことになり、教師と意見がちがう場合にも十分話し合いましょう。医療にかかっている場合にはなおさらその役割は重要です。親自身、子どもの将来について不安が強かったり、あるいは強迫的な構えが強かったり、抑うつ気分が強かったりしたら、自分の精神状態の改善をはかるカウンセリングを受けるとよいこともあります。

④はじめのころの治療

チック症のはじめのころの治療の基本となるのは、心理教育的で支持的な精神療法や家族ガイダンスおよび環境調整です。少なくとも一過性チック障害の段階であれば、家族ガイダンスを行って家族の理解を促して不安を軽減しながら、症状の経過を見ることから始まります。本人に対しては、関連する部分をていねいに診察し、「心配ないよ」というような暗示だけでもよいことがあります。軽いチック症であれば、このような働きかけだけで治ってしまうことが多いように思われます。

チックが悪化して全身におよんで、疲れたり、生活に支障をきたすことがある場合には、本人への積極的な治療が必要となります。薬物療法が有力な手段になってきます。使用する薬物は医師により異なることがあり、抗不安剤をまず勧められることもあります。激しくなればやはりハロペリドールなどの神経遮断薬が中心になります。くわしいことは薬物療法の項を参照してください。

心理教育的・支持的な精神療法および環境調整については、慢性化している場合にも基本的には大差はありませんが、長期的な経過を念頭に置いて、症状（チック症状、ときには併発症状）をもちながらも本人が発達し適応していくことができるように、本人および周囲の人々の理解と受容を促し、適切な対応のための情報を提供します。この時期のチック症のごく一部が慢性化して、トゥレット症候群に発展していくわけですが、現在の医学では、この時点ではその予測はむずかしいことです。

■学校生活――教師へのアドバイス

前述したように、トゥレット症候群の全症状がそろうのは平均的には一〇歳ごろの小学校高学年であり、チック症状のもっとも激しい時期は中学から高校世代にかけてです。ちょうど思春期のまっただ中にあたります。学校生活を楽しく、有意義に過ごすためには教師の役割は大きいといえます。

①脳と心理と社会との関連での理解

教師はチック症を「しつけが原因である」と考えて親に対処しないことが大切です。チック症は基本的には脳機能障害から起こってくる障害ですが、親や教師自身の態度により症状は変化します。トゥレット症候群の子どもはわざとやったり、当てつけで教室でふるまっているのではありません。チック症の症状やそれにともなう合併症のために、自分の意志に関わりなくふるまってしまうのです。

教師はチック症を直そうとして、やめるように強制しないでください。音声チックあるいは汚言症は突発的に声や言葉が飛び出します。それは、周りに強い衝動を与えるのが普通です。しばらくすれば激しい音声はやみますから、教室以外に避難できる場所を確保しておくとよいでしょう。また、場により、課題により、時期によりチック症状の強さは変動するので、少々の増強は気にしないことです。

②個に応じた教育

トゥレット症候群の子どもはしばしばチック症以外にいろいろな併発症をもっています。教師はなによりも本人の気持ちをくみ、長所を認めたうえで個に応じた教育をすることです。あわせて併発症にともなう問題の把握も必要になります。トゥレット症候群の子どもは学業不振やＬＤ（学習障害）が認められることがあります。きちんと学業を評価し、本人にあった個別の計画を立てる必要があります。ある程度の強さのＡＤ／ＨＤ（注意欠陥／多動性障害）の併発もまた個別の計画で対処できると思います。

「だめ」という言葉かけを少なくし、その代わりに「どうしたらよいか」を教えることが大切です。また、努力を評価してほめることが必要です。できないことやトゥレット症候群の症状について叱るのは不適切です。トゥレット症候群の子どもの行動の問題については、ある程度寛容な対応がよいと思います。あまり厳格にし、それらをあれやこれやと指摘したり、矯正しすぎようとするのも不適切です。けれども、それ以外のことで叱ったり言い聞かせたりすることも重要なことであることをつけ加えておきます。

③症状のめだつとき

学校での症状が全体として激しければ特別の配慮や対処が必要となります。対処をする前には、その子どもおよび親と相談して、その了承のもとに他の子どもに対する適切な説明が必要になります。その説明でいじめが減ることにもなります。

普通学級での対処については、落ち着かなかったり注意が散漫であったりするＡＤ／ＨＤ（注意欠陥／多動性障害）の症状が強ければ、席の位置は教師に近い位置を選び、子どもの注意を引きつけるようにします。不安が突然おそってきたりする子どもや、大きな声を出す音声チックや汚言症がある子どもの場合には、教室から速やかに抜け出して「避難所」にいける位置がよいといえます。試験などで奇声や音声チックが激しい場合には他の子どもの迷惑になるだけでなく、本人が周りを気にして集中できないこともあるので、別室で試験を受けるなどの柔軟な体制をとることが必要なこともあります。

併発症が強ければ通級（普通のクラスから特殊学級へ通う）の利用が適切なことがあります。不安、強迫、不登校などの神経症圏が併発したときと、LD（学習障害）やAD／HDや高機能自閉症圏障害などが併発したときとでは、少し教育的支援の仕方が異なります。

不登校など神経症圏の場合には、教育委員会などが設置する適応指導教室を利用するのもよいでしょう。固定式障害児学級で交流など柔軟な運営をする教育を考慮する場合もあります。

④休み時間の対処

チック症の子どもは意外に社交的なところがあり、友だちとうまくやっていける子どもが多いように思われます。しかし、チック症をまねされてからかわれるのは耐えがたいことです。いじめは休み時間に起こることが多いので、その配慮も必要となります。

⑤家庭との連携

親と教師の適切な連携は重要であり、特別な処置の際には親および子どもと話し合って決める必要があります。医療機関に受診していれば、親の了承のうえで主治医の意見を聞くことができます。

■社会生活――主体性の確立と社会参加

思春期を過ぎるころには、多くの場合、チック症はすっかり治ってしまったり、症状が軽くなったりしていきます。合併症もおおむね同様の経過をとります。トゥレット症候群とそれにともなう症状があってもよい社会適応ができるようになります。症状と社会的適応とは並行するものではありません。

①症状の経過

この時期のトゥレット症候群の症状の変化を見てみましょう。高校を卒業して、大学に進学したり社会的に自立する時期になると、トゥレット症候群や併発症の症状はおおむね弱くなったり、固定したりします。チック症状と併発症状・障害の重症度は軽い方から重い方までスペクトラムをなしており、ひとりひとり異なったレベルで固定します。チック症状が激しい群、併発症状・障害がめだつ群、寛解したり療育が必要のない群に分かれます。社会的参加についても多様性があります。症状がひどいからといって就労ができないわけでもありません。また、医師、弁護士、ミュージシャンなどの専門的な職業に就く人から、閉じこもってしまったりして社会参加に著しく困難な人にまで分かれます。

②チック症状が激しい場合

チック症状が激しい場合には、チック症の慢性の経過と長期にわたる治療の継続、本人のチック症に対する構えの変化、筋力の強さの増強、社会の受け入れの問題などのために、青年期～成人期は児童期～思春期とは異なった困難さを呈することになります。チック症の激しさのために、治療の焦点はチック症状の緩和となります。とりわけ全身におよぶ全般性チックでは、程度が強かったり、頻度が高かったりすると、本人にとっては頻回におこる激しくかつ急速な筋肉の痙攣《けいれん》様動きのために疲労の種になります。

また、自分の顔面や体を打つことや、壁などにぶつけるという自傷などが問題となります。自傷の場合には衝動的、強迫的な機制が問題になることがあり、傷の部分にさらに追い打ちをかけて傷を広げたり、目を突いてしまうのではないかと不安になるなどの恐怖症が実際に行動化してしまったりすることがあります。極端な場合には失明などの重大な結果に結びつくこともあります。さらには経過の中で、鎖骨などの骨折や慢性の頸椎症や腰痛症がひき起こされることがあります。

音声チックによる周りへの衝撃度が強いことがあります。それを指摘されることにより悩んでしまったりして、社会生活に困難をもたらすことになります。汚言症では状況に応じて抑えられるように変化していくように思われます。成人における音声チック症は発声に関わる筋群だけに限局しているのではなく、音声チックの際に全身の筋群が連動していて、全般性チックの現われであることもあります。

③合併症がめだつ場合など

チック症と併発症状・障害が同程度の衝撃力をもっていたり、併発症状・障害がめだち、チック症状が相対的に弱かったり、あるいはチック症状がめだたなかったり消失したりする経過をたどる場合もあります。

チック症状がほとんど消失した場合でも、チック症状が再発するのではないかと不安になる方もいます。実際に、薬物を減量すると症状が再燃することがあるので最小限の量で続けたりする工夫が必要となります。

トゥレット症候群とその関連する症状がほとんどなくなり、薬をうち切ってもときどき来院して経過を見ている方もありますし、そのまま治療を終了する方もいます。

④この時期の療育の特徴

治療の基本は思春期の治療と大きく変わりません。しかし、本人自身のチック症に対する態度や克服したい課題が異なり、それを表明するようになります。その意見を十分に尊重し、トゥレット症候群とそれに関連することで、一番困っている点の克服に焦点を当てて、治療や支援が計画されます。

医療的な治療の焦点は、チック症状と併発症状・障害との関連で決められます。併発する障害および行動や情緒の問題が大きければ、その治療が優先します。基本的には薬物療法が主な治療法です。症状を完璧に治すことは目的にはなりません。支持的なカウンセリングが必要であり、チック症とのつきあいの中で本人自身がその症状のしのぎ方を会得している場合があるので、それを援助することも重要です。本人や家族などへのガイダンスあるいは社会適応のための支援が必要になります。

この時期は社会的自立の時期であるので、就労援助も必要な場合がでてきます。トゥレット症候群の人は、活動力の高い場合が多く、症状の強さに関係なく、就労している場合がしばしばです。しかしながら、症状には多彩な組み合わせがあり、必ずしも就労がうまくいかない場合もあります。トゥレット症候群について就労支援の特別の公的システムはいまのところありません。ですから、仕事については、医療機関のスタッフから情報を得たり、地域にあるハローワーク（公共職業安定所）や日本雇用促進協会などの公的機関を利用することが考えられます。

トゥレット症候群は多彩な症状を有し、社会適応もさまざまです。現在のデータからは、三〇歳、四〇歳と加齢するにつれて、徐々にチック症状や関連症状の減少が見られるとともに適応的になっていくと推測できます。また、トゥレット症候群の本態の解明は、より適切な治療法を開発することでしょうし、個を尊重する社会への発展はこの障害の社会適応をより増進することになるでしょう。

トゥレット症候群の子と生きて

「お子さんの予後は、とても悪い。生存できたとしてもとても自活はできないでしょう」。長男である私たちの第一子が誕生して数日後に、担当の小児科医からいわれた言葉です。私たちは、その意味するところがのみこめず、そんな医師に微笑み返すことしかできませんでした。私たちのたたかいはそこから始まりました。

■出生―てんかんといわれて

長男は、平成二年四月に予定より四週間早く生まれました。妻が出先で破水し、緊急入院して数時間後の夜明けごろでした。初めて見る長男は、保育器の中にいました。小さな、まだ脂漏が付着したままの手足を力なげに動かしていました。ときどき目を開けますが何かまだ曇っていました。そんなものかと思いながら、喜びとこれからの人生に思いを馳せていました。

ところが二日後、担当の小児科医師に呼ばれ、長男に「落陽現象」がみられるので検査したといわれました。「落陽現象」というのは、眼球の動きが太陽が水平線に没するように下に落ちることをいうそうです。この症状は、脳波の異常からきており、新生児のてんかんが強く疑われるというのです。脳波検査をした結果、ところどころにてんかん波がみられるということでした。私たち夫婦はてんかんが何であるか、当時まったく知りませんでした。泡をふいて倒れるイメージしかなく、とにかくできるかぎりの文献を集めました。そして、次第にその実態が見えてくるにつれて、とくに新生児てんかんが脳の成長以前に脳を破壊していくことからくる予後の悪さを知り、絶望の淵に追いやられていきました。

■てんかんの疑いが晴れて

妻は、初産でこのようなつらい目にあいました。涙ぐみながらわが子を見つめ黄色い初乳をのませる姿に、この世の無情を感じました。彼女は出産後の不安定な精神状態でありながら、出産した病院の担当医にいわれて、長男の気になる動き・表情(発作かどうか?)の回数と種類を記録し、哺乳力が落ちたら危険といわれたことから何時に何cc飲んだか、便の様子は? などと細かに記録し、合間に口元が引きつった笑いをすれば家庭用ビデオで撮る……という育児をしていました。

一方、私は専門的な医療機関を探しました。静岡の病院、横浜のクリニック、国立病院など、症例と人材・機材の体制が整っている病院があることが分かってきました。しかし、いずれも予約が数カ月先になるとのことでした。日に日に脳が破壊されていくわが子を救うためには、できるだけ早い診察と治療が必要なのです。

さらに調べていくと、「てんかん協会」というてんかんの疾病をもつ患者と家族でつくっている会があることが分かりました。早速そこに加入して、機関誌を購読することにしました。そこは、患者が自ら体験を報告し、家族が情報交換をする場でした。私はこの機関誌により、大学の付属病院に専門の科があり、そこにきわめて観察精度の高い機材が完備されており、私たちが疑問に思っていたすべての症状を二四時間以上ビデオに撮り、同時に脳波もとるので、それと脳波との関係を観察することができると知り、早速受診し検査入院しました。その結果、「落陽現象」や、気になるその他の動き・表情が「てんかん波」と直接関係がないことが判明したのです。

それまで担当医にいわれて、私たちは長男の気になる動き・表情の回数を毎日数え、毎月報告し、担当医はクロナゼパムなどの抗痙攣《けいれん》剤を増量してきていました。しかし、てんかん波と気になる動きとの関係がない以上、薬を減らしていこうと、入院治療をその病院で開始しました。青天の霹靂で始まった嵐が、台風の大風ですべて吹き飛ばされた後の快晴の空のような気分でした。この間はたった五カ月で、九月からは通常の保育園に入れ、妻は会社と保育園の往復をするようになりました。

■チックの発症

次に妻である私から見た家族のこと、病気のことを書きます。

長男が二歳半のときに次男が生まれ、その子が三カ月ごろで、ちょうど私が産休後二度目の会社復帰を遂げようというころ、次男は風邪が原因で緑膿菌が首の回りについたのか、首から緑色のどろどろしたリンパ液が出て、その治療であっちこっちの病院を回ることになりました。会社に復帰したばかりの私はパニックでヒステリーになるし、夫は長いあいだ独学で勉強していた試験にちょうど合格し、新しい世界に足を踏み入れた直後だったので心ここにあらずで家にいない状態が続き、私は長男に相当つらくあたってしまったのです。

その後も共働きですれちがいの夫婦のあいだには、さまざまな口論、ケンカが絶えず、そのたびに長男にきつくあたったせいか、次男の首のどろどろも落ち着きアトピー性疾患だけになった一年後、長男に突然激しくまばたきするような「くせ」が現われました。本人が作為的に行っているものではなく、明らかに動いてしまっているのです。この動きは一カ月ほどで止みましたが、しばらくして口元をゆがめる、顔をくしゃっとする、唇をなめて鼻の下から顎近くまでかさぶたになるなど、本人の意図しない動きがほぼ一カ月から二カ月交代で出ては止み、止んでは出ました。こうして、私たちはもう行くこともないと思っていた先の病院をふたたび訪れることになったのです。

そして、家での彼の様子をふたたびビデオにおさめだしました。そこで撮影されるのは、子どもが自分の不随意な動きに驚く姿です。長男が一人テーブルに向かって遊んでいる、それが突然うなずきのような激しい首振りをする、おでこを机にぶつける、その痛さに驚くがまたやってしまい止められないでいる。しばらくして止んだ後、誰かに見られたのではないかと気にする……、などでした。

このビデオを見た病院の診断は、てんかんではなくチックであり、脳の活動が活発すぎるので不随意運動（チック）が生まれること、そしてそれが社会生活に支障を与えるほどひどくなったら抑制する薬を服用すべきであるが、今はさほどではないので心理的な要因を取り除くために、親、とくに母親である私の心理療法（カウンセリング）を指示されました。

このころ私たちは、前回のこともあって長男のことはこの病院にまかせれば大丈夫という思いがありました。その思い（信頼感）が、この病気に対する探求心を鈍らせていました。しかし、二年経ってもチックは種類が増えるばかりです。そのうち足がもつれて転びそうになったり、自転車ごと倒れたりと危険なことも出てきて、さらに「あ！、うん！……」などと声も出すようになりました。私は新しいチックが出てくるたびに、「強く叱ったせいだろうか」、「私に何かいけないところがあったのだろうか」と反省し、息をひそめてそのチックが通り過ぎるのを待ちました。

長男が小学校一年生の夏休みの最後、私たちに三人目の子が産まれた日から、叫んだり言葉の語尾を強く伸ばすなど、「あ!、うん!」以外に大きく声が出てきました。さらに秋になると、「結婚したい、チューしたい」の言葉を一分間に五~六回、一日一〇〇〇回ほど、寝ている以外の時間すべて、息つく暇《いとま》のないほど言い続け、疲れ果てているわが子を見かねて受診し、ついにセレネースという薬を服用することになりました。するとぴたっと止んで安心したのもつかの間、一二月からまたひどくなってしまったのです。私たちもついに焦り、「だれか助けて!」と、必死な気持ちで他にいい治療法はないか、セレネース以外に薬はないかと聞きまわりました。するとその病院の担当医師から、「立場は違うが……」と前置きされながら、別のクリニックを紹介されたのです。

それまでの病院の治療方針に全幅の信頼を寄せていたので、長男の症状に対する探求心が鈍っていた私たちは、突然支えを取り払われて、なにか見放されたような気になり、とても心細くなりました。また、今まで三年間も毎月一日有給休暇を取り、片道二時間かけて受けていたカウンセリングは一体何だったのだろうか……とも。

■専門医との出会い

ワラをもつかむ思いとはこのことです。早速紹介されたクリニックに予約を入れ、最初の診察の日、それまでの病院の膨大な脳波や診察記録と、家庭で撮ったビデオテープをもっていきました。初めてそのクリニックの院長先生に会い、その持論であるところの、

ドーパミンの低下が普通は一〇歳くらいから起こるのにトゥレット症候群の人は早めに起こり、そのためレセプターが過敏に反応していることが原因である。このようなトゥレット症候群は脳の発達が著しい時期（六歳ごろ）に現われ、次第に消失していくことが多い。したがって治療としては、脳の中でレセプターの要求に見合う程度の神経伝達物質L―ドーパを少量投与することにより症状が緩和されるであろう。

との説明は、それまでの病院の方針とは一八〇度異なるものでした。

なるほどそう考えてみると、抑制を治療の主とするてんかんの症状と異なり、長男の症状は脳波の異常ではないことから、抑制する方向の治療ではいけないのではないかと思えました。またチックの原因が母親の接し方のようにいわれて、カウンセリングを受け、チックが出るたびにびくびくしていた息も詰まるような生活から

解放されたような気持ちにもなりました。そして、チックの人はとても才能に恵まれていることや、ドーパミンの働きが通常になればトゥレット症候群も治るという見込みを聞いて、私たちは院長先生の説明を信じ、その治療方針でお願いすることにしたのです。

■長男の現在

それからちょうど五年が経ち、長男は現在もL—ドーパを一回一五mg、一日二回服用しています。それでも症状（音声・汚言・動作）がひどくなるときもありますが、ふだんはあまりめだたなくなっています。しかし、保育園の年中〜現在にいたるまでの子どもの様子はひどいものでした。実をいうと、チック症状が多少出ているときはおとなしくて素直でかわいい子ですが、チックがなりを潜めているときの方が家族や友人に対して横暴なところがめだち、親として日常的に悩まされたつらい時期でした。

以下にあげることは毎日のことではなく、やはりある時期に起こるのですが、たとえば、朝目覚めた子どもに「おはよう！」というと、「うるせえ！　死ね！」と返ってきます。「明日の学校の支度をしなさい」というと、「うるせえ！　そんなにいうならお前がやれ」といいます。それを注意したり叱ったりすると、「死ね、殺すぞ」などと横目でガンつけながら人が変わったように平気でいいます。夜遅くなっても遊んでいて、なかなか布団に入ろうとしない子どもの手を引っ張ろうとすれば、抵抗して手や足が出ます。弟や妹にすぐちょっかいを出して、しつこくからかい、いじめ、泣きわめかせて、家の中は三つ巴《どもえ》のいさかいが絶えない状況でした。

私や夫はそれに振り回され、次から次へと叱り続け、疲れ果ててしまいます。何をどういってみても「死ね、殺すぞ」をくり返して、こちらのいうことを聞けないときもあり、「何か学校であったのだろうか?」、「一体何にこの子は怒っているのだろうか?」と思いめぐらせてみたり、「この子はきっと疲れているんだ」「眠くておかしくなっているんだ」、「これは汚言なんだ」と自分に言い聞かせたりしてみました。でも本当は何がなんだか分からなくなって、やはり私の育て方、環境が悪かったのではないだろうか? と思いつめてしまうのです。

■トゥレット協会での出会い

以上、私の長男の出生から発症、症状や家庭生活の状況を、迷いつつもこの際洗いざらい書いてしまいました。不愉快に思われた方がいらしたら、申しわけありませんが、実はこういう陰《いん》の症状をもったトゥレット症候群の患者は珍しい方だそうです。

二〇〇一年四月二九日、この日に日本で初めてトゥレット（チック）協会が設立されました。それまで何年も準備をされてきた高木夫妻の努力の賜です。私はその協会をとおして、初めて他のトゥレット症候群の患者やその家族と話す機会をもったのでした。そこで得られた知識は、それまでの苦しい孤立した八年間の悩みを一気に解決してくれました。また知識以上に、出会った人たちの顔を見て話を聞くたびに、カウンセリングよりももっと効果のある安心感で心が満たされ励まされるのでした。

毎月定例会が開かれ、そこでは、①病気のことを子どもに告知するか、周り（学校・地域・職場など）に告知するか、②病院選び、薬選びは合っているか、③症状について（動作・音声・性格・生活の様子）、④不登校になったときどうするか、⑤就労問題などについて活発に話されて、とても勉強になり勇気づけられました。またリレーマラソンやデイキャンプ、講演会とその後の懇親会など、会員相互がたっぷり話し合える機会がもたれ、親睦が深められました。そこでは、家とは違う明るいトゥレット症候群の高校生や成人の方もいて、家族のみなさんもとても明るくおおらかな様子でした。

ただ、のりこえられるまではそれぞれのご苦労があり、首を振り回しすぎて頸椎《けいつい》捻挫《ねんざ》された方や、自傷行為で指や肋骨《ろっこつ》を骨折された方、口の中を噛んで血だらけになり物が何も食べられずに点滴入院をされた方――こう書くと一言ですが、そのひとつひとつは否が応でも自分と死を見つめるような体験をされています。それでも自分の人生を切り開いて生きている方々に共通しているのは、それまでの人との出会いや自分の環境に感謝していることです。それがトゥレット症候群との出会いであっても……。

私や私の子はまだまだその境地にいたっておらず、地べたをはいずり回っていますが、協会で知り合ったいろいろな方に道を示していただきながら、これからも歩いていきたいと思います。

■親の願い

（父親）長男は、紆余曲折を経て最終的にトゥレット症候群と診断され、それに対応する医療を受けることができるようになりました。それにたどり着いたのはまったくの偶然です。自らがトゥレット症候群という厄介な病であると自覚することは、本人にとって相当な苦痛です。しかし、それ以上にわけの分からないままに社会から排除される方が数倍大きな苦痛でしょう。自分がトゥレット症候群という厄介な病に罹患していることを知らなければ、「自分が社会に適合できない原因が自己の性格にあるのではないか」、「自分の人間性に欠陥があるのではないか」と思い悩むことでしょう。その苦しみの方がはるかに大きいのはたしかです。自分の思いもしない言動・行動によって仲間から蔑視され、のけ者にされることほど苦痛はありません。まだまだ多くのトゥレット症候群に罹患した方が、自分がトゥレット症候群であるとは知らずに自分を責めて悩み抜いているかもしれません。関係機関をはじめとして多くの方にトゥレット症候群の存在を知っていただくことが、そして長男のような悩みを抱いている患者が存在することに、社会的な理解が得られることを切望する次第です。

（母親）最後に親としての切実な願いを書きたいと思います。私たちも紆余曲折がありましたが、残念ながら医療に携わる方にもトゥレット症候群をご存知ない方がとても多くいらっしゃいます。どうか、まず医療関係者にはトゥレット症候群（チック）の正しい知識を得ていただき、診断・治療、ひいては研究を進めていただきたいのです。

また教育や保育の現場の方も日々お忙しいことでしょうが、トゥレット症候群の正しい知識を得て指導に当たっていただき、変な「くせ」があるからといっていじめられたり不登校になることのないようサポートしていただきたいと思います。

そして職安をはじめ、就職斡旋現場や人事担当の方には、変な「くせ」があるからといって就労の機会＝自立した生活を奪うことのないよう、できそうな仕事はやらせてみてほしいのです。それらさまざまな場面でのトゥレット症候群の患者への暖かいまなざしがあれば、日々、難解で厄介な症状とつきあっている患者や家族はどんなにうれしいことでしょう。そしてそれらのサポート体制があれば、孤立した患者や家族が社会から追い出されずに生きていくことができるのです。

私たち親が動けるうちに、何とか実現したい切実な願いなのです。

チックとともに前を向いて――私の体験記

■寝ているあいだに楽に死ねたら……

今まで私の人生の大半はチックとともに過ごしてきました。強弱はさまざまでしたが三四歳の現在は、だいぶ落ち着きました。本当にひどかった二〇代前半の地獄の日々には、「なんで俺だけが……」「一体どうなってしまったんだ……」「これからどうなるんだ」と何度も死にたいと思いました。

そして冷静さを失い、生まれて初めて母のほほをおもいきり平手打ちしたのもこのころでした。母は泣きながら、「かわれるものなら……あたしとあんたと代わってあげたい……」とうずくまっていました。

止まらないチック、不安、孤独、絶望、家庭内暴力、家庭崩壊でした。私も家族も肉体的、精神的に、ただただ苦しみに耐える毎日でした。夜は眠りに入る前に、「明朝、目が覚めるころに自分が他界していてくれたら……楽に死ねたら……」などと考える日が続きました。

それから一四年以上たち、チックもかなり軽減し、今ではチックを認め、チックと向きあい、堂々と「俺はチックだ！　文句あるか！」とまでいえるようになりました。そして考え方も、マイナス思考からプラス思考へと変わっていき、あのころとは人生に対する価値観が一八〇度変わりました。地獄の底からはいあがった私のチック体験記をこれから綴ってみたいと思います。

■チックを武器に――小学校～高校時代

小学一年のときのまばたきのチックが発症で、担任の先生に、「悪いくせだ。やめなさい！」と何度もきびしく注意されましたが、やめられず気にすればするほど出ていました。四年生になり、首を左右に激しく振るチックに変わりました。毎日、友だちみんながまねをして、からかわれていたのを覚えています。

チックをもつ小学生は、いじめの標的で不登校の原因になると聞いたことがあります。しかし私は、そのころガキ大将的存在で、チックをからかってくる連中は皆、力でねじふせ二度とチックのまねをさせないようにしました。どっちがいじめっこだか、まるでわかりませんでした。

中学、高校のときは、めだつチックはない代わりに、強迫観念が強かったのを覚えています。友だちが私のチックを見て笑うと、私はおどけてわざとチックを出して見せて人を笑わせたりしました。小学生のころのように、力でねじふせられない代わりに、プライドを捨てて自分がピエロになり、チックでおどけることによって、無意識的に自己を防衛していたのかもしれません。

私はとても人を笑わせるのが得意で、チックである自分を防衛するためにおどけて人を笑わせるのか、チックの特質なのか、生まれもった性格なのか、自分でもわかりません。ただひとついえることは、自分のチックを気にして家に閉じこもっている人に比べれば、力でねじふせたり、チックで人を笑わせたりできた自分は幸運だったと思います。いわばチックを病気や欠点でなく、武器にしていたのです。

■チックの激増で大学を休学

しかし大学入学のとき、チックを武器でなく病気と自ら認めざるを得ないときがやってきました。チックの激増でした。大声の発声、足はジャンプして歩けず、全身がけいれんするように動き、真冬でも汗だく。呼吸はとぎれとぎれで顔はむくみ、言葉もひどくどもり、うまく話せないために自分が苦しいということを親にすら伝えられませんでした。総合病院でそのときもらっていた薬は、一日に二〇錠の服用で、服用後はいくつもの地獄のような副作用が待っていました。中でも眼球が上にひっくりかえって上転し、前が見えなくなる副作用には困りました。

一日中、布団の中でチックと副作用とのたたかいでした。体は健康なのに数カ月、トイレと食事以外は布団の中でした。いろいろなことを考えました。「大学は合格したものの、一回も授業に出ていない……入学式で知りあったあの友人はどうしているのか……」、「就職もできないだろう……結婚も無理だろう……両親の老後のことは……自分の老後は……これからどうなるんだ……」。マイナスのイメージが頭の中をかけめぐる毎日でした。そして学校は休学の手続きをとりました。

医者も数えきれないほど転々としました。そして、休学中の一年間は苦しく非常に長く感じました。思い出せるのは、薬、不安、孤独、絶望、暴力、崩壊、死といったマイナスのイメージの言葉だけです。

■チックを理解してもらう努力と復学

休学を決意したころ、私はチックを受け入れていませんでした。初対面の人たちの、「どうしたの？　何それ？」の問いに、「肺の病気だ」、「のどの病気だ」、「足の骨の病気だ」とうそをついてごまかしていたこともありました。

しかし、一年間の休学生活が終わるころ、自分に新しい変化が起こりました。「チックをチックと認めよう」と考えたのです。チックのつらい側面として、「人から変な奴だ」、「頭のおかしい人だ」と思われることがよくあります。それならば周りの人にチックをわかってもらおう、理解してもらおうと思ったのです。そのときかかっていた医師に、チックにかんするあらゆることを教えていただき、それを友人に語りました。私の地道なチックの啓蒙活動の始まりでした。私の周りにはチックの理解者が増えました。熱く語る私に、涙して聞く友人もいました。そのころにはチックはコンプレックスではなく、私のチャームポイントになりつつありました。しかしチックは相変わらずありました。

そして復学となりました。新宿から草加までの電車での通学途上、足のジャンプと大声のチックに耐えられず一五回も途中下車し、時間が倍かかったこともありました。チックのひどい朝、電車に乗れず学校まで片道四時間かけて自転車で通学したこともありました。授業中、奇声と大声が出てしまい、教室から逃げ出ることもしばしばでした。試験などのときは、静かな教室にいれないために、試験は全科目断念。後に保健室で一人で試験を受ける手続きをしましたが、結局六年で中退しました。

■退学、そして就職・仕事

六年間の学校生活で得たものは、スポーツで体を鍛えられたこと、そして友情の大切さでした。学校生活での貴重な日々が、私の精神面によい影響を与えたのはたしかです。中退はしたものの、このころの私は完全にプラス思考で物事を考えられるようになっていました。

とにかく仕事に就かなくては。チックのひどい私は仕事を選ぶにも厳しい制限を受けました。仕事はちゃんと人並み以上にしているのに、声が出るという理由で数日でクビになることもありました。プラス思考になった私は、「チックがあるからできない、ではなくチックがあるからこそ成就させてみせる」とチックを障害ではなく、成長のバネにしようとしていました。

しかし、接客業の仕事にはやはりチックは障害になります。私は本来、しゃべるのが好きで明朗で活発な性格なため、あえて接客業にチャレンジしました。最初はガソリンスタンドのスタッフでした。チックがある分、チックをカバーすべく人の五倍も努力しました。いやな仕事を最優先にしてきました。所長も認めてくれていましたが、力に限界がきてしまいました。

タクシーの運転手も経験しました。チックの症状をかかえながら、二種免許に無事合格。研修も無事終え、営業所に配属されました。クラブ活動は野球部に入り、配属当初は元気のいい若いやつがきたぞと注目を浴び、みんないい人でとてもかわいがってもらいました。そして私もとてもはりきっていました。

しかし仕事となると、いろいろな問題が起きてきました。乗務のたびにチックで車が揺れ動くため、お客さまは怖がり、「ちょっと、もう降りる。こわいから」と途中下車。一日に一〇回近く降りられる日には、落ちこみました。ヤクザ風のお客さまにはいつもどなられ、「お前、こんど大声出したら殺すからな!」といわれる始末。若い女性のお客さまは途中で泣きだします。社長風のお客さまには、「こんな運転あるか。殺すつもりか! 早く降ろせ!」と、一万円札を数枚、顔に投げつけられたときには自尊心を傷つけられました。そうしているうちに、お客さまが怖くなり、路上で人が手をあげるたびにドキドキしてしまうようになりました。

そんななか、九〇歳くらいのおばあちゃんが乗ってきて、私にこういいました。「体でリズムをとりながら運転しているのかい……? ガンバリなさい。気をつけてね……」といって、降り際に交通安全のお守りとおせんべいをくれるという心温まる出来事もありました。みんなチック症でなければ経験できないことばかりでした。

■「ひとりじゃない!」チックの仲間との出会い

それから四年のときが過ぎました。平成一三年四月二九日、日本トゥレット(チック)協会が設立されました。私にとっては待ちに待った瞬間でした。そしてまっ先に入会しました。この協会には、患者、家族、支援者が数多く入会しています。会合などでみんなが集まり、情報交換や意見を述べたり、つらい胸中を打ち明けたり、また学習会、講演会、そして年一回の総会、夏にはデイキャンプもあります。

この協会に入会したおかげで、たくさんの人に出会いました。今ではたくさんの仲間が私にはいます。激しいチックで家に閉じこもっていたころの不安、孤独、絶望がうそのようです。

私のチックの発症は小学校一年生のときでしたが、こんな変なくせをもっているのはきっと世界中で私一人だけだと思っていたころもありました。しかし、協会の集まりでは全国からチックの人たちが集まってきます。「私だけではない！」会場はチックの発声、奇声、足ぶみの音でにぎやかでした。変な目で見る人は、誰もいません。「今日はいくらでも自由にチックが出せる！」みんなの顔は明るく、笑顔でいっぱいで、イキイキとしていました。仲のよい友だちもたくさんできました。もう独りではありません。独りで悩むこともありません。私はこの協会で同じ体験をした人に勇気をもらったので、私も同じ体験をしている人に勇気を与えることができるだろうと思いました。

私はこれからもチックとつきあっていかなければならないと思います。もしかしたら新しい薬が発明されて、チックという病気がなくなるかもしれません。しかし、私はチックと出会ったおかげで、普通の人が経験できないような悲しいこと、苦しいこと、恐ろしいこと、また笑えること、スリリングなことをたくさん経験できました。またいろいろな人に会い、失望したり、勇気づけられたり、怒ったり笑ったり泣いたりしました。そして人よりつらい思いをした分、人の苦しみが少しでもわかる、やさしい人間になれたような気がします。今まで私に勇気と希望を与えつづけてくれた人たちに、この場をかりて、感謝の気持ちを伝えたいです。

「ありがとう!」

2

より正確な理解と治療のために

チック研究の始まり

従来、チックの原因は親の養育態度など環境要因にあるとされ、心因性、心身症と考えられてきました。実際チックはさまざまなストレスを契機に発症し、増悪するかにみえることも少なくありません。また、チック症の多くは、小児期に一過性に出現し、自然に消失することも知られています。したがってチックは、発達過程で脳が未熟な状態におこる神経・心理・精神面の機能障害とも考えられてきました。チックが発症するしくみが医学的に研究されるようになったのは、それを主症状とするトゥレット症候群が注目されたことにはじまります。

トゥレット症候群（ギル・ド・ラ・トゥレット症候群＝GTSともいう）は、二種以上の運動チックと音声チックが一年を越えて持続すること、多動障害、強迫障害など併発症を有することを特徴とする症候群です。一八八五年、フランスの神経学者、ギル・ド・ラ・トゥレット（Gilles de la Tourette）により初めて記載され、その後、病名にその名が付せられています。この症候群は、二〇世紀前半までは、精神疾患、あるいは心因反応とする考え方が主流をなしていましたが、一九六一年ブチルフェノン（ハロペリドール）が有効であることからドーパミン神経系に異常があることが証明され、さらに一九七八年、シャピロ（Shapiro）らにより、この症候群と、小児期の一過性のチックは病因を同じくする一疾患、チック症の両極に位置する一病型であることが明らかにされ、以後臨床および基礎医学の両面から、チック症とトゥレット症候群の病態の本格的な研究が始まりました。

トゥレット症候群の特徴は、症状が特定の年齢に発現する年齢依存性を示すことです。すなわち、この症候群にみるチック症状は、多くは六歳ごろに発現、八～一二歳をピークに、その程度と種類を増しますが、この年齢を過ぎると症状の進行は止まり、思春期以後は軽快します。症状が一、二の単純チックのみ見られる場合はこの年齢で消失します。

一方、併発症については、注意障害や多動は幼小児期からみられますが、強迫観念、強迫神経症は一〇歳以後に発現します。これは一〇歳以後、動かしたい、声を出したいという衝動、こだわり、強迫観念が先行するチック（複雑チック）の発現につながります。

トゥレット症候群の症状が、このように年齢にしたがった経過をとることは、その原因はたんに環境要因に起因した心因反応ではなく、幼小児期から思春期にその発達過程の重要な時期をもつ、特定の神経系の発達過程の異常に起因していることを示唆します。

それでは、この神経系の発達過程の異常がなぜチックや併発症を、特定の年齢に発現させるのでしょうか。このしくみを解き明かすことが「チックをするにはわけがある」の答えにつながります。

そこでまずチックの症状とその特徴をお話し、次いで、トゥレット症候群を中心に研究されたチックと併発症の発症のしくみを説明させていただくことにします。

チック症の定義

■症状のちがい

チックは運動チックと音声チックに分けられます。またそれぞれは単純チックと複雑チックに分けられます（表―1・12ページ、表―3）。

運動チックは、素早くて短い、体の一部に起こる不規則な、しかし連続しておこる運動（動き）であり、多くは首から上、すなわち、目、顔、首にみられます。それは、まばたき、目を動かす、顔をしかめる、首を振るなどです。しかし肩を動かすチックも少なからずみられます。これらは目的のある動作とは異なり、ひとつの筋肉に限局した単純な動きであり、単純運動チックと呼ばれます。それに対し、上肢、下肢を動かす、跳ぶ、ス

表－3　チックの種類

単純チック（単純運動チック・単純音声チック）
不随意的、突発的、急速、反復性、非律動的、常同的に起こる運動、または発声。
複雑チック（複雑運動チック、複雑音声チック）
比較的緩徐な、合目的的動作、または短い有意味語、短文、卑猥な言葉、動作。

キップをするなど、時や場所が得られれば、ごく普通の動作ともみられる複数の筋肉を使った動きもあります。これらは複雑運動チックと呼ばれます。

音声チックにも単純チックと複雑チックがあります。単純音声チックには咳払いや、「あ」「ん」などの発声が、複雑音声チックには単語、文節、文章を発するなどがあります。この際、汚言（きたない言葉）がみられることも特徴のひとつです。

これらの運動および音声チックは、いずれも不随意的（自分の意志と関係なく）、突発的におこり、しかも同一の動き、発声をくり返すことを特徴とします。しかしチックに先立って、チックがおこる部位にムズムズ感のような感覚の異常がおこることも少なくありません。また、動かしたい、声を出したいという衝動、それらをせねばならないという強迫観念が先行することもあります。複雑チックにはこれらがしばしば見られます。

チックは不安や精神的緊張があるときに増強する傾向がありますが、何かを夢中になってやっているとき、学校で勉強に集中しているときには減少し、気楽にテレビなどを見ているときには出現しやすくなるなど、本人の精神的な状態で変動することも特徴です。睡眠中は通常消失しますが、睡眠中の体動、動作に際し発現することもあります。また、一定の時間（数分間、稀に数時間）、自分の意志でチックの出現を止めることもできます。しかし、その後チックが激しく出ることもよくみられます。また、チックを出したい衝動が先行する場合は、チックが一気に出現した後、本人は開放感を感じるという特徴もあります（表―4）。

■チック症の分類

チックを主症状とする疾患はチック症と総称され、出現するチックの種類、持続期間により表―2（14ページ）のように分類されます。

チックの多くは小児期に出現しますが、一年も続かず消失する一過性の場合と、出たり、消えたりをくり返し、長期間持続する場合があります。前者は一過性チック、後者は慢性チックと呼ばれます。出現するチックが複数ある場合は多発性チックと呼びます。チックが多発すると多くは慢性の経過をとりますが、複数の運動チックが音声チックをともなって出現し、それらが慢性の経過をとる場合はトゥレット症候群、あるいは、ギル・ド・ラ・トゥレット症候群（GTS Gilles de la Tourette syndrome）に分類されます。このようにチック症は病型によりチックの数、およびその経過の長短にちがいはありますが、発症の機序と病因は共通のものをもつと考えられています。同一の家系内に異なった病型のチック症がみられることも少なくありま

表－4　チックの特徴

1．リラックスした際に出現、ストレス、精神的緊張時により増強。

2．集中により減弱。

3．睡眠中は通常消失する。

4．その発現は抵抗しがたい。しかし短時間に抑制可能である。

5．動かしたい、声を出したいという衝動が先行する場合もある（複雑チック、強迫観念の存在）。

せん。

以下に、研究が進んでいるトゥレット症候群を中心にチック症の特徴と病因および発症のしくみを概説します。

チックの頻度と特徴

■チックの頻度

チック症全体の一般人口の中の頻度は不明です。学童の中で、一過性のチックをもったことのあるものの比率は五・二四%といわれます。一方、トゥレット症候群の頻度は人口一〇〇〇人につき一～五人とされています。人種による差はありません。

■チックの発症年齢と性差

初めてチックが出現する年齢は二～一三歳、稀に二〇～二一歳に発症する場合もありますが、大部分が一〇歳までに発症しており、発症年齢の平均は六・七歳です（図―1）。

チックは男児に多いという性差があることもよく知られています。その比率は男性三に対し、女性は一とされています。私どものクリニックにこられた一三五一名の患者さんでみますと、男女比は四対一とやはり、男性により多くみられます。

■チック症状の特徴

先に述べましたように、チックの特徴は、その発症が年齢に依存することです。チックの種類別に発症年齢をみますと、運動、音声チックとも、単純チックは年少時から、複雑チックは年長になり発症する傾向があります（表―5）。これをトゥレット症候群にみますと、最初に出現する症状は、多くの場合、まばたき、眼球を動かす、顔しかめ、首振り、肩すくめなど肩より上の単純運動チックです。しかし、発声、咳ばらいなど単純音声チックで始まる場合もあります（表―6）。

図－1　チックの発症年齢

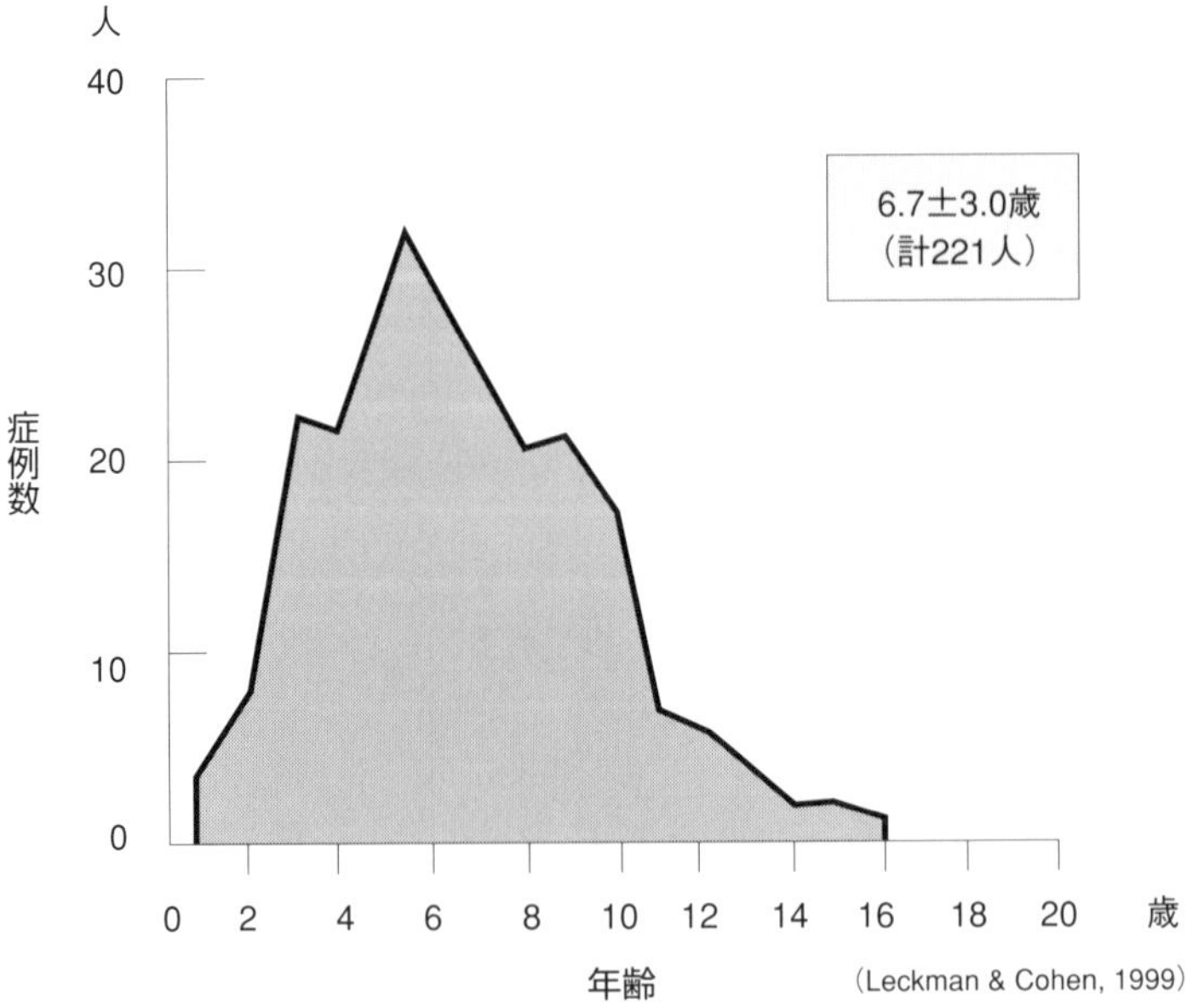

手足や全身の動き、すなわち、物にさわる、物をたたく、歩行中などに急に跳びあがる、スキップなどの複雑運動チック、単語、文節、文章、汚言を発するなどの複雑音声チックは通常は経過中に、多くは一〇歳以後に加わってきます。単語や文章の中の一字（音）または一語を強く発音する、文末の一語、文節をくり返していう、あるいは、ほかの人のいった言葉をおうむ返しでいう反響言語が出ることもあります。トゥレット症候群では複数の運動チックと音声チックが増悪したり改善したりをくり返しながら、一年を越え続けて出現します。

■チックと併発症

一章の「併発症」の項でもふれてありますが、チック症、とくにトゥレット症候群では

表－5　チックの経過

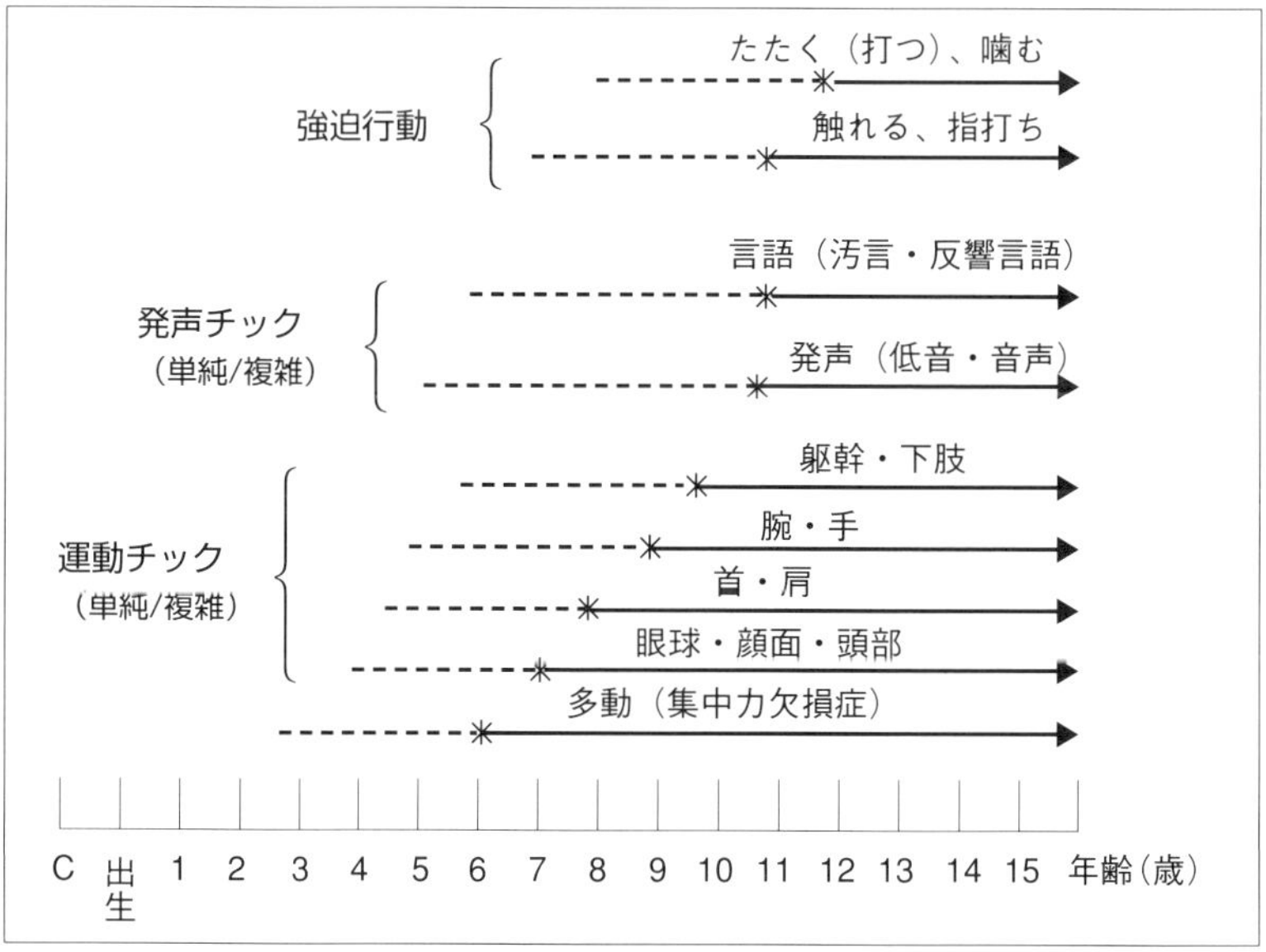

＊印以前は前兆としての一過性チック出現期間を示す（Jagger ら 1982 一部変更）

チックのほかに行動、情緒にかんする症状が認められます。よくみられる徴候に、ＡＤ／ＨＤ（注意欠陥／多動性障害 Attention deficit hyperactivity disorder）やＯＣＤ（強迫性障害 Obsessive compulsive disorder）が知られています（図―2）。

併発症の発現にも年齢依存性があり、ＡＤ／ＨＤは年少児に、ＯＣＤは年長児以後にめだつ傾向があります。しかしチックの発症に先行してこれらの症状が出現することも稀ではありません。攻撃性、自傷、情緒精神の未熟性、不安症、パニックなどをみることもあり、種々の不定愁訴、頭痛、うつ傾向、睡眠覚醒リズム障害（寝る時間、起きる時間が遅くなること）などがみられることも少なからずあります。

トゥレット症候群をふくめ、チックの知能指数は大部分正常です。しかし、トゥレット症候群で

表－6　チックのあらわれ方

	運動チック	発声チック
単純チック（はじめに出現する）	（肩から上）まばたき、顔しかめ 首振り、肩すくめ	咳、咳払い うなり、鼻鳴らし 発声
複雑チック（多くは10歳以後）	（手足、全身）顔面、打つ、叩く、跳ぶ 触る、臭いをかぐ 反響動作	単語、文節 汚言、同語反復 反響言語

はＬＤ（学習障害）を合併することもあります。これは主として併発するＡＤ／ＨＤおよびＯＣＤによるとも考えられます。

トゥレット症候群の睡眠覚醒リズム障害は睡眠位相後退現象を示し、夜寝る時間、朝起きる時間が、日に日に遅くなり、昼夜逆転を起こすこともあります。これは、不登校や勤務に支障をきたすことにつながります。すなわち、これらの併発症はチックそのものより日常生活、社会生活上の問題となることが少なくありません。

図－２　チックと併発症

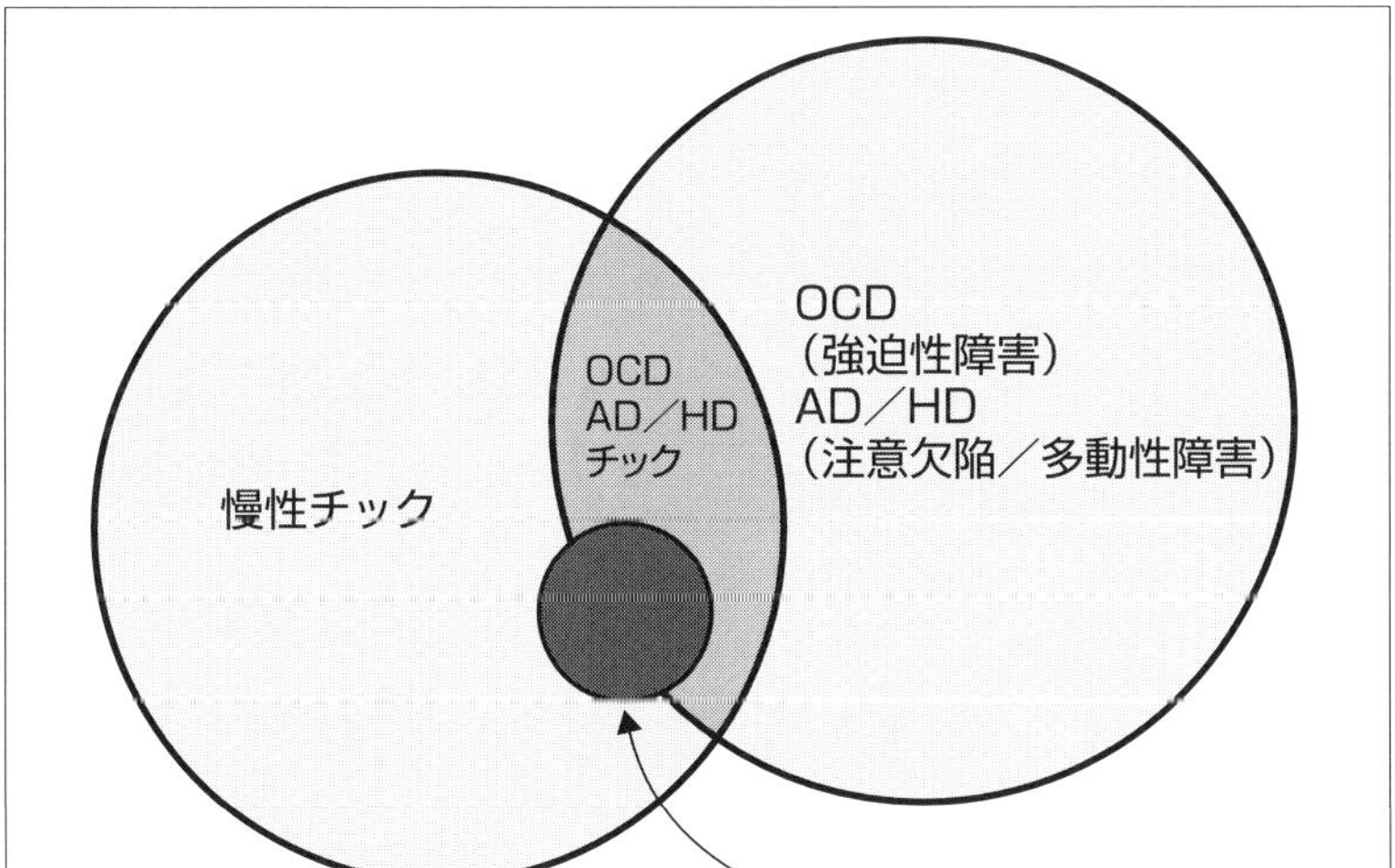

（Zohar ら、1998、一部変更）

一般身体症状および臨床神経学的症状

一般身体症状にはとくに異常がありません。しかし、チック症では覚醒（はっきりと目を覚ます。起きていること）に関係する神経系（とくにセロトニン神経系）の活性が低下しているため、昼間に十分な活動をしないと、夜眠れなくなります。これが先に述べた睡眠位相後退現象につながりますが、これは、セロトニン活性をさらに低下させることになり、ＯＣＤ（強迫性障害）とともに円背（猫背）など姿勢異常にもつながります。

神経学的検査では異常運動の分布とその性状（動きの特徴）のほか、全身の神経症状を検査します。これは、チックと類似した動きを示すほかの病気を鑑別するとともにチックの病因となる神経系を知るうえに重要な検査です。

■キラキラ星の手の動きが上手にできない

チック症、とくに慢性運動チックやトゥレット症候群では、よく調べますとわずかではありますが、全身の筋肉に安静時にも緊張が残ります（完全にリラックスしていません）。また、前腕の回内回外運動（キラキラ星の動き）が上手にできません。回内回外運動は、医学的には交互変換運動といいます。これは手のひらを下に向ける運動（回内）と、手の平を上に向ける運動（回外）という、相対する動きをくり返す運動で、これがスムーズにできるためには回内に関係する筋肉と、回外に関係する筋肉に交互に力がはいる、逆にみれば、交互に力が抜けてはじめてできる運動です。この動きは、習って、あるいは練習をしてうまくできるようになる運動ではなく、キラキラ星をやろうとすると、脳がセットしてくれる動きです。これに、大脳基底核という脳の部分が関係しています。トゥレット症候群でキラキラ星がうまくできないことは、力が抜けるべき筋肉に力（緊張）が残っているためで、大脳基底核の機能が変調していることを示します。

これは、日常生活上、とくにスポーツをやるときにもみられます。慢性運動チックやトゥレット症候群は、瞬発力があり、跳躍力に優れ、足も速く、スタミナがありますが、野球でピッチャーをやると、コントロールが定まらず、サッカーでもシュート、とくにペナルティー・キックがうまくできないことがあります。これは、力が抜けなくてはいけない筋肉に力が入ったままになることによります。

チック症では、先に述べた円背（猫背）のほかに程度は軽いものの側弯《そくわん》（背骨が曲がっている）がしばしばみられます。これは、背骨の両側にある筋肉（傍脊柱筋）の緊張に左右差があることが原因となっています。眼を閉じて足踏みをするテストでは、上肢（腕）の振りに乏しい場合があり、上下肢（手足）の協調運動にも障害があることがわかります。

■大脳基底核の異常

これらの検査により、チックと類似の異常運動を示す病気、さらに精神・心理学的異常に起因するチック様の症状を鑑別することができます。さらに重要なことは、これらの診察によって得られた症状からチックや合併症の発現に関係する神経系を予測することが可能になるからです。

すなわち、回内回外運動と筋緊張の異常は、大脳基底核の異常を示し、さらに筋緊張異常の分布から、大脳基底核の異常がドーパミン神経系の活性の低下によることを予測させます。大脳基底核は姿勢を維持するため、あるいは複雑な、とくに器用さを要する運動をスムーズに行えるよう全身の筋肉の緊張を調整し、運動のしくみをセットする役割をもつ脳の部分です。大脳基底核はドーパミン神経系にコントロールされており、ドーパミン神経系の活性が低下すると大脳基底核の機能に異常がおこり、これらの運動は難しく、ぎこちなくなります。

一方、閉眼足踏みで上下肢の協調運動がみられないことは、セロトニンあるいはノルアドレナリン神経系の異常があることを疑わせます。側弯はドーパミン神経系の異常によるものですが、円背はセロトニンあるいはノルアドレナリン神経系の異常でも出現する症状です。これは、セロトニンとノルアドレナリン神経系が重力に抵抗する筋の緊張と歩行運動の制御に関係しているためです。

したがって、これら神経学的検査を詳細に行うことによって、病気の原因となる神経系の活性を明らかにするとともに、経過観察、治療の過程で神経学的検査を行うことは、これら神経系の異常が改善しているかどうかを正しく判定し、治療を的確に行うことにもつながります。

診断、治療、予後

■診断

まず、チックと類似した症状を特徴にもつほかの疾患と鑑別します。チックと似た動きをする異常運動には、ミオクローヌスやバリスムがあり、臨床神経学的検査により、これなどとチックを鑑別します。また、後に述べる溶血性連鎖球菌感染症も鑑別すべき重要な疾患です。異常運動がチックと診断できた後には、チック症の病型の診断を行います。これらはこれまで述べてきたチックの種類、数と臨床経過によりなされます。チックの病型を診断することは、これからの臨床経過を予測するうえで重要です。さらに病型とともに、併発症の有無を検査することは、どのような治療を行うか、その選択の参考になります。

■治療

チックに対する治療法は専門家のあいだでも方針に差があり、確立しているとはいえません。薬物療法としては、一般的には、ドーパミンD２受容体阻害剤（ハロペリドールやピモジド）が使用されます。しかし、その効果は必ずしも一定しておらず、またその作用が、ドーパミン神経系の活性を抑制することから、副作用としての大脳基底核の機能障害を増悪させる可能性、とくに小児に長期使用することは、それによる脳の発達に対する影響が考えられ、注意を要します。

これは、ドーパミン神経系が発達過程において上位の脳、とくに大脳（前頭葉）の発達に重要な役割をもつからです。とくに、一〇代半ばまでが重要です。しかし、ドーパミン神経系の脳の発達に対する役割が少なくなる思春期以後、なおかなりのチックが残っている場合には、ハロペリドール、ピモジドなどドーパミン受容体阻害剤による治療を行うことは必ずしも誤りとはいえません。

チックは親の厳しいしつけ、友人関係など、環境要因を契機に発現することから、カウンセリングがしばしば行われます。たしかに、周囲が気を使い、どちらかといえば過保護的な環境におくことはチックを軽減しますが、後に対人関係障害、ＯＣＤ（強迫性障害）ほか、情緒行動面の障害の発現につながることもあり、安易なカウンセリングは避けるべきです。

併発するＯＣＤの治療は、その原因と考えられるセロトニン神経系活性低下を改善させることが主体となります。セロトニン神経系が環境要因、すなわち日中に覚醒レベルをあげるための刺激により活性化することから、そのための刺激である日の光を十分にあび、上下肢協調運動（歩行、ランニング）をさせること、頭もよく使うことにより、まず日中の活動レベルを充実させることが重要となります。それにより夜、入眠が早くなり、かつ深い効率のよいノンレム睡眠（徐波睡眠）が得られ、睡眠覚醒リズムが安定します。これはＯＣＤを軽快させます。さらに、徐波睡眠を安定させるとレム睡眠が安定します。これはドーパミン神経系の異常（伝達過剰）を改善させ、チックの軽快にもつながります。しかし、重症例、とくに年長例では覚醒レベルの強化のみではセロトニン神経系活性の改善が十分得られないこともあり、セロトニン再取り込み阻害剤という薬剤の使用が必要となることがあります。

薬物治療は主として、トゥレット症候群と慢性の運動および音声チック、また、併発症、とくにＯＣＤに対し必要となります。しかし、幼小児例の単純チックに対しては、日中の活動レベルの充実のみで十分なことがほとんどといえます。

■予後（長期経過）

単純チック症を長期間追跡したデータはありません。しかしトゥレット症候群のチックにかんしては、よく研究されています。それによりますと、通常六歳ごろ発症、その後チックは、その程度と種類を増し、複雑チックも加わり、一〇代前半にそのピークを迎えます。チック症状はその後も持続する場合も少なくありませんが、概して一〇代後半になると軽減または消失します。すなわち、トゥレット症候群の約三分の一は思春期以後にチックは著明に減少、改善し、ほかの三分の一はチック症状が残るといえます。トゥレット症候群では、チックは生涯つづくとされていましたが、進行性の病気ではなく、予後は当初考えられたよりよいといえます。しかし、初期の治療、対応が不適切であると一〇代後半以降にもチック症状が残ることも少なくありません。とくに、併発症は成人年齢にも残ることが多く、OCD（強迫性障害）が関係する複雑チックも残り、治療を要することがあります。したがって、小児期に併発症をふくめた的確な治療を行うことが重要といえます。

病態・病因について

チック発症のしくみは、トゥレット症候群の患者さんで研究がすすんでいます。それらは、薬物の効果、脊髄液中に出てくるドーパミンやセロトニンの代謝産物（ドーパミンやセロトニンがその機能を終え、代謝されたあとの物質）の測定、神経系の活動を直接あるいは間接的にとらえ、異常の部位とその伝わり方を検索する神経生理学的検査、さらに最近進歩した画像検査法を用いての研究です。

■薬剤の効果からの検討

特定の神経系に作用する薬物の効果から、病気の原因となる神経系が想定されます。トゥレット症候群では、そのチック症状が、ドーパミン神経系の伝達に必要なドーパミン神経受容体の働きを遮断する薬物や、ドーパミンの分泌を減少させる薬物で軽快することが知られています。また、神経細胞の中でドーパミンとノルアドレナリンがつくられる過程や、ドーパミンが神経終末部から分泌される過程を阻害する作用をもつ薬物もチック症に効果のあること、その一方でドーパミン神経系の働きを促進する薬物を服用するとチックが悪化することが知られています。

ドーパミン神経は、その神経終末部からドーパミンを分泌し、それにつづく神経系の働きを調整する役割をもっています。この際、分泌されたドーパミンはそれを受ける神経にあるドーパミン受容体に受けとめられ、その作用を発現します（図―3）。ドーパミン受容体阻害剤が効果があることは、チックの発現はドーパミンが次の神経に過剰に取り込まれたことによることを示しています。これは、ドーパミン神経からドーパミンが過剰に分泌された状態、あるいはその受け皿、受容体の数が増加した状態のいずれかを予想させます。神経終末部から分泌されたドーパミンの大部分は、ドーパミントランスポートからふたたびドーパミン神経終末部に取り込まれます。この過程を再取り込みと呼びますが、この再取り込みが障害されることも、ドーパミン過剰状態と同じ状態をおこし、チックを発現させる可能性をもっています。

さらに、チック症にはクロニジンが有効である例もあることは、ノルアドレナリン神経系の関与も予想させます。

併発症であるＯＣＤ（強迫性障害）にセロトニンの再取り込みを阻害する薬物で軽快することがあります。これは、セロトニン神経系も、ドーパミン神経系と同じしくみをもっていますので、ＯＣＤは、セロトニン神経系の伝達が十分でないことにより発現したことを示し、セロトニン神経系の活性の低下、再取り込みの過剰、

図－３　ドーパミン受容体阻害薬のしくみ

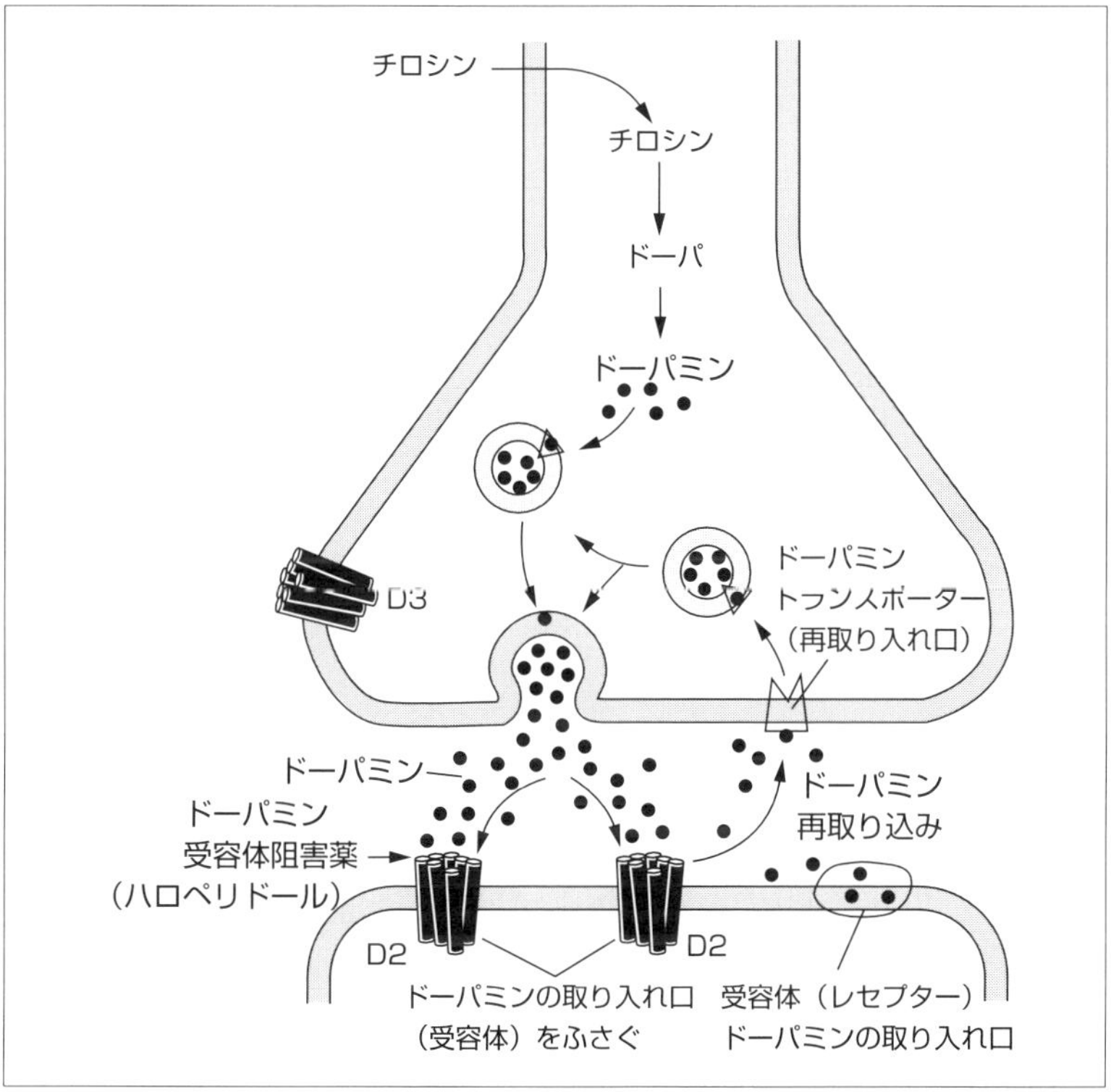

ドーパミンはドーパミン・ニューロンの細胞体あるいは終末部でチロシンから合成され、終末部小胞にたくわえられる。これは末端に達し、ドーパミンを分泌、分泌されたドーパミンは、受容体に達し、その神経系の働きを制御する。受容体に取り込まれなかったドーパミンはドーパミン・トランスポーターにより再びドーパミン・ニューロン終末部に取り込まれる。この過程を再取り込みという。取り込まれたドーパミンは再び小胞の中に取り入れられる。ドーパミン受容体阻害薬は、ドーパミンが受容体につく過程を阻止する。

（Cooper ら、1996、一部変更）

あるいは受容体の障害があることを予想させます。

■神経生化学、神経生理学的検索からの検討

脊髄液の生化学的検査からはセロトニン神経系の活性が低下していることと共に、ドーパミン神経系の活性が低下していることが証明されています。

このドーパミン神経系の低下が脳のどの部分におこり、それがいかなるメカニズムでチックを発症させるかは、神経生理学的検査から検討されています。その結果、大脳基底核の機能をコントロールするドーパミン神経系の活性が低下し、その一部では受容体の感受性が増大していることが明らかにされました。

大脳基底核は、大脳皮質の全域の、しかし特定の領域からの入力を受け、その情報を集約し、それを視床を介して入力を受けた大脳へ投射するサーキット（大脳基底核・視床・皮質サーキット）の中核をなし、大脳のその部位が、意図的に行う複雑なあるいは器用さを要する運動や、行動さらに学習が円滑に実行されるうえに重要な役割をもっています（図―4）。ドーパミン神経系は、このサーキットの中で大脳基底核の機能（働き）をコントロールする役割をもっています。その活動の低下は大脳基底核の活動の低下につながり、結果として、運動がゆっくりとなったり、動けなくなります。一方、ドーパミン神経系が過剰に活動すると運動は過剰に

図－４　運動系大脳基底核・視床・皮質回路

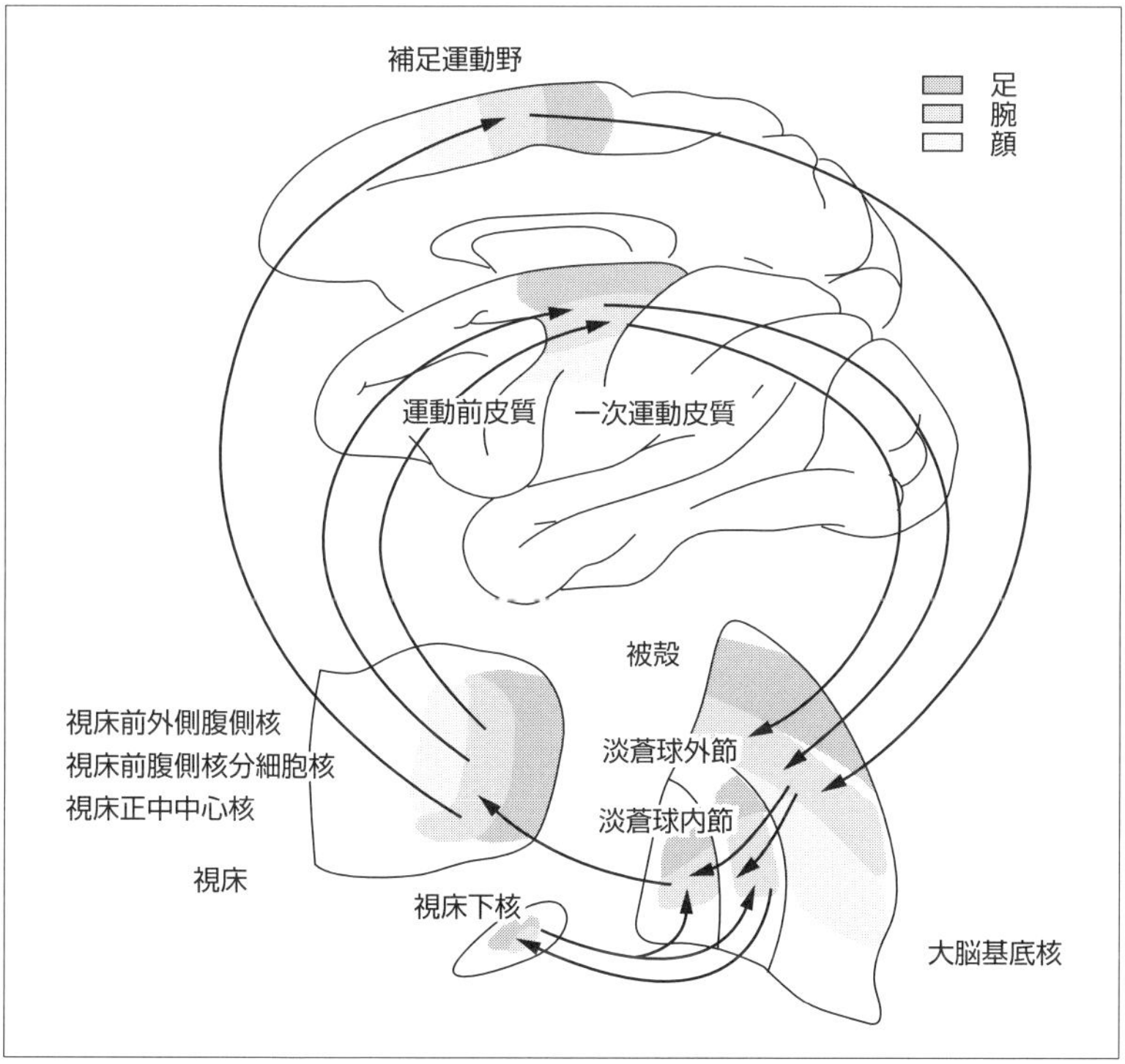

大脳基底核は被殻、淡蒼球外節、淡蒼球内節、視床下核と黒質からなり、大脳皮質からの入力を被殻で受け、淡蒼球内節と黒質網様部から出力、視床を介し、大脳皮質へ投射する。運動系大脳基底核では随意運動、とくに巧緻運動のプログラムと姿勢制御の役割をもち、随意運動が円滑に行われることに関与している（図は黒質は示していない）。

（Delong ら、2000、一部変更）

なり、意志とは関係ない動き、不随意運動が出てきます。

■放射線医学的検索からの検討

近年の画像を用いての脳機能の検査法の進歩により、脳の各部分の働きの良し悪しが描出できるようになりました。この方法でトゥレット症候群の脳を検索しますと、大脳基底核の中で巧緻運動のコントロールを行っている運動系サーキットに関与する大脳基底核の投射部位である、補足運動野や感覚運動野とともに、非運動系サーキットの中で眼窩前頭皮質と前帯状回に投射する辺縁系サーキットに関与する大脳基底核の機能が変調をおこしていることが明らかにされています（図—5）。また、ドーパミンD2受容体の活性の上昇その数の増加があり、とくに重症例で、それがめだつことが示されています。

図—5に、大脳基底核から投射をうける前頭葉の部位を示しました。また、表—7に、非運動系サーキットの機能と、それが障害されたときに発症する症状を提示しました。

図－5　大脳基底核の皮質投射部位

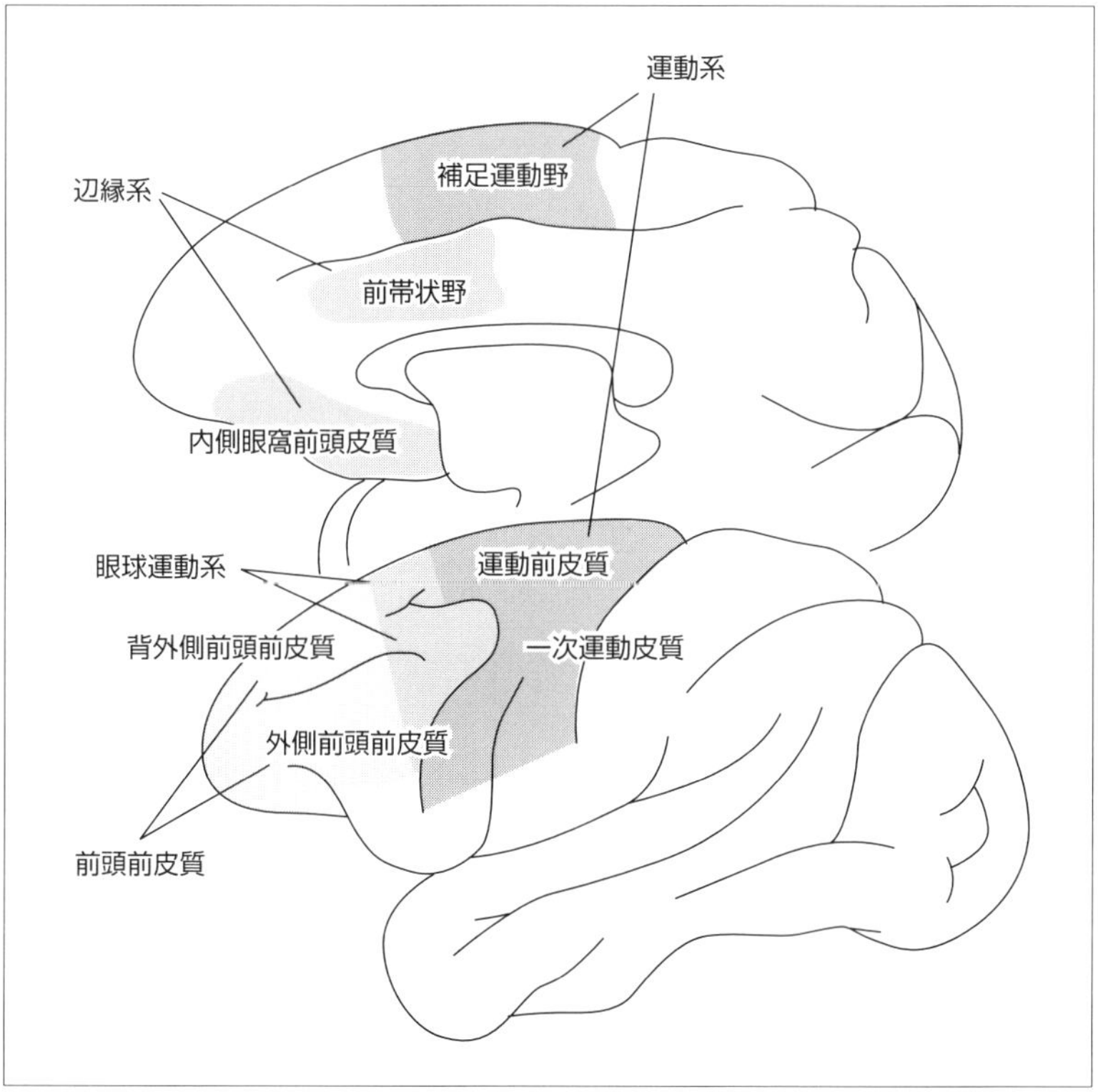

大脳基底核から投射をうける前頭部の部位を示す。これらは運動系、眼球運動系、辺縁系および前頭前皮質に分けられる。トゥレット症候群では、このうち運動系、辺縁系が関与、眼球運動系にも異常が認められている。

（Delong ら、2000、一部変更）

■睡眠機構および衝動性眼球運動の検索からの検討

睡眠中には寝返りや筋攣縮《きんれんしゅく》というピクンとした筋の収縮がみられます。寝返りはレム睡眠の始まる前と、その終わりごろに多くみられます。これらは大脳基底核とドーパミン神経系の作用によるものです。とくに筋攣縮はレム睡眠で頻発しますが、その頻度は大脳基底核、とくにドーパミン神経系の活性に左右され、ドーパミン神経系の活動が活発なほどその頻度が高くなります。一方、睡眠中は筋肉がリラックスした状態になります。この中、重力に抵抗して姿勢を維持することに関係する筋肉（通常は、頤筋・下顎の筋肉が使われます）はレム睡眠でのみ完全にリラックスしますが、ノンレム睡眠では、その筋の緊張は残っています。これはセロトニン神経とノルアドレナリン神経がノンレム睡眠では活動を維持し、レム睡眠でその活動を停止することによります。したがって、セロトニン神経系の活性が低下しているとノンレム睡眠でも、

表－7　非運動系サーキットの機能と障害時の徴候

サーキット	機能	障害時の徴候
背外側前頭前野サーキット	遂行機能 認知課題遂行	認知機能に関連する行動障害
外側眼窩前頭皮質サーキット	感情移入、共感性 適切な社会的応答	易刺激性、情緒不安定 Social cue への反応の障害 感情移入共感性の障害 強迫障害
前帯状回サーキット	動機付け行動 大脳基底核及び大脳皮質へ増強刺激の伝播＊ （VTA SNc が関与） 手続き学習	（両側障害） 無動性無言（症） 高度の行動開始障害

＊腹側被蓋野および黒質緻密部ドーパミンの関与がある。

抗重力筋の緊張の低下（アトニア）がみられます。

このように睡眠中の体動や筋の緊張状態を検査することにより、頭の中のドーパミン神経系やセロトニン神経系の活動の状態を知ることができます。

トゥレット症候群でこれらを検査した結果、体動と筋攣縮の特徴から、ドーパミン神経系の活性の低下と、それに続発したと考えられるドーパミン受容体の過剰活動があることが分かりました。また、ノンレム睡眠においても筋緊張の低下、アトニアがみられ、セロトニン神経系の活性も低下していることが示されています。

私たちは、目を動かす場合に、ある対象物の動きを追っていく場合と、一点をみつめていた目を急速にほかの点へ動かす場合があります。前者を滑動性眼球運動、後者を衝動性眼球運動と呼びます。それぞれ異なる神経系のしくみをもっていますが、衝動性眼球運動にはドーパミン神経系と大脳基底核が関係しています。トゥレット症候群ではこの衝動性眼球運動にも異常があり、これを詳細に検索した結果、ドーパミン神経系の活性の低下と、その受容体の過剰活動があることが示されました。

チックはなぜ小児期に発症するのか

■ドーパミン神経系の活性は年齢とともに低下する

この問いに答えるには、チック症が発症する小児期にドーパミン神経系がどのような状態にあるかを知る必要があります。小児から成人までの脳を検索した結果、この間ドーパミン神経系は、年齢とともにその活性を著しく変化させることが明らかにされました。年齢とともに低下していくのです。

すなわち、大脳基底核をコントロールするドーパミン神経系は、幼児期早期二～三歳では成人の六～七倍と一生のうちもっとも高い活性を有します。これは年齢とともに低下、二〇代前半で成人のレベルにいたります。この減少の過程はなめらかに経過するのではなく、一〇歳まで急速に、一五歳までやや速度を落とし低下、以後ゆっくりと活性をおとし、二〇代前半に成人のレベルに達します。

この経過は、レム睡眠中に出現する筋攣縮の数の年齢変化に現われており、検索した範囲では、正常者では幼児期にもっとも多く認められ、年齢とともに減少します。

無治療のトゥレット症候群の患者さんのレム睡眠の筋攣縮を年齢別に調べてみま

すと、その数は年齢とともに減少しますが、同じ年齢の正常者との差は、年齢とともに大きくなることはありません。これは、トゥレット症候群のドーパミン神経系の活性の低下は進行する異常ではないことを示します。さらに正常との差は年齢とともに小さくなることから、トゥレット症候群では正常者に比べて、年齢によるドーパミン神経系の減少がより早いペースですすんでいることを予想させます。したがって、小児のトゥレット症候群ではレム睡眠の筋攣縮の頻度が正常者の三〇～四〇%にあたることを考えると、トゥレット症候群ではドーパミン神経系の年齢による減少が、正常者より三年は早く経過すると考えられます。そうしますと、「チックはドーパミン神経系の発達過程で、その活性が急速に減少する幼児期に発症、一〇歳近辺まで症状が増悪しますが、減少のスピードがゆるむとともに症状がおさまり、軽い場合は一五歳以後、ほかの場合も二〇歳すぎからチック症状の安定、場合によってはチックの消失をみる」というトゥレット症候群の臨床経過をよく説明することができます。

■ドーパミン神経系はなぜ幼小児期に高い活性を有するのか

脳の発達期にある年齢ではドーパミン神経系は、次の神経系の活動を調整、制御するだけではなく、その神経系を機能的に発達させる役割を担っており、それゆえに、成人の六倍を超える高い活性をもつことが必要になります。

大脳基底核の発達も、ドーパミン神経系のコントロールの下にあり、発達期にドーパミン神経系の活性が低下していると、その機能の発達が遅れます。この場合、大脳基底核の機能の異常が症状として現われるのは、大脳基底核が日常の動作、行動に役割をもつようになってからです。すなわち、上肢の回内回外運動（キラキラ星の動き）や、同年代の子どもたちとのつきあいは三〜四歳以後に可能となり必要となりますが、これは関与する運動系の大脳基底核、および眼窩前頭野が関与する非運動系大脳基底核がこの年代から機能しはじめることによります。ドーパミン神経系の活性が低下し、これら大脳基底核の機能が十分に発揮できないと、それはこの幼児期の年齢に回内回外運動あるいは巧緻運動の障害や対人関係の障害として現われます。

■活性低下をカバーするために受容体が増加する

この場合、巧緻運動の障害は、それがヒトの精神知能的活動に大きな影響をもたないことから、脳はこれに関与するドーパミン系神経系の活性低下に対し特別な反応をおこしません。しかし、対人関係、社会性などに関与するドーパミン神経系の活性低下に対しては、それが幼児期に獲得していなくてはならない将来の社会性活動に必要な準本能的な行動に支障をきたし、成熟後の社会的適応障害をきたすことになります。そこで、脳は何とかして非運動系大脳基底核にドーパミンをとり込み、その機能を発達させるべく反応をおこします。それがドーパミン受容体の数を増加させることです。これが受容体の過感受性として現われます。

子どもが同世代の子どもとつきあうとき、その方法を親に教わることはしません。それは同世代の子どもとの接触が、社会的応答のプログラムをもつ眼窩前頭野非運動系大脳基底核サーキットを動かし、そこにセットされてある人づきあいの基本プログラムが活性化し、子どもは同世代の子どもとつきあう方法を自然に、準本能的に覚えるのです。この過程でドーパミン神経系の高い活性が必要となります。トゥレット症候群ではこの過程に関与するドーパミン神経系の活性が低下しているために、同年代の子どもと接触した際、このサーキットが十分機能しません。しかし、将来、社会性活動をするための基本行動である友人づきあいの方法は、その時点で獲得しておく必要があり、脳はドーパミン受容体の数を増し、ドーパミンを取り込み、非運動系サーキットを活性化します。これにより「人づきあい」のパターンを獲得できますが、増加した受容体はチックの発症につながります。

以上をまとめますと、トゥレット症候群のチック症の発現のしくみは以下のようになります。すなわち、ドーパミン神経系の年齢にしたがっての活性の減少が正常者に比し三年早く経過し、そのために小児期では正常者の三〇〜四〇%に低下する。これが運動系および非運動系大脳基底核の機能的発達を変調させ、ドーパミン神経系の活性が急速に低下、また、大脳基底核が子どもの行動のうえに重要な役割をする六歳前後に、その機能的発達の障害をもたらし、運動系では巧緻運動障害、筋緊張亢進を発症、非運動系は対人関係障害を主体とした異常を発現する。しかし、非運動系大脳基底核の機能の異常は、受容体の過剰出現により大脳基底核の発達に必要なドーパミンがとり込まれたことで軽減される、あるいはその発現が抑えられる。しかし、受容体の過剰発現はチックの出現につながる。チックは、ドーパミン神経系の発達過程にしたがい、一〇歳前後まで増悪するが、年齢によるドーパミン神経系の活性低下が少なくなる思春期以後は、軽減また巧緻運動障害も軽減する。

ということになります。そして、単純チックは、ドーパミン神経系の減少が一年程度早くなった状態と考えることができます。

チックの出現は、したがってドーパミンの活性が足りない状態で幼児期に動かしておくべき非運動系大脳基底核・視床・サーキットを駆動させるための脳の反応でありますす。これが「チックをするわけ」であり、チックが出たことにより、小児期に獲得すべき、将来の社会性発現の基礎となる情緒、行動の発現に必要な神経系を動かしたことを考えれば、チックが出たことは深刻に考えるものではありません。

チックの病態からみた治療法

■「やさしく接する」治療法について

チックの病態を考えたうえで、もう一度治療法を振り返ってみましょう。

チックの発現は、日常生活上、同世代の子どもとのつきあいのほか、両親以外の成人と接触する機会の多くなる年齢で、友人とのいざこざや両親からの注意、しつけ、保育者や先生からの注意を受けたことが契機となることが多く、そのためチックをもつ子どもには、「やさしく接する」ことがカウンセリングとしてすすめられることがあります。これは、人づきあいや社会性行動の発現に関与する非運動系サーキットを駆動させるために受容体が過剰活動をする必要をなくし、チックの発現を抑えることになります。また、ドーパミン受容体を阻害する薬物を使用することも、過剰になったドーパミン受容体を抑制し、チックの軽減につながります。しかし、これはチックは抑えるものの、大脳基底核サーキットの発達を抑制することになります。

「やさしく接する」ことを主体とした治療法は、幼稚園から小学校低学年での対人接触の機会を逸し、社会性に関与する非運動系サーキットを動かすことなく、思春期を迎えます。チックは環境に左右されず、年齢にしたがって経過するドーパミン神経系の発達過程にしたがい、思春期ごろには軽快しますが、幼児期から小児期早期に準本能的に獲得すべき社会性の基本行動ができないまま思春期を迎え、思春期以後、それを学習して覚えなければならなくなります。これは対人関係を、母国語を話すように自然に行うことができないため、外国語を話すように学習していかねばならないことになり、日常生活、社会生活上の適応障害につながります。さらにもっとも重要なことは、対人関係のためにセットされてある非運動系大脳基底核の神経系を、一生使わずに残しておくことにもなり、脳のもてる力を完全に発揮するうえで支障をきたすことは十分に考えられます。

■セロトニンと「人づきあい」の能力

社会性に関係する非運動系の大脳基底核には、ドーパミン神経系とともにセロトニン神経系も関与しています。セロトニン神経系は、乳児期早期に母子関係の成立に関与することが知られていますが、非運動系大脳基底核が発達する幼児期に同年代の子ども、親以外の成人との対応を成立させることにも関与していることになります。先にも述べましたように、セロトニン神経系の活性は環境要因に左右されます。したがってトゥレット症候群をふくめ、チック症をもつお子さんは、非運動系大脳基底核が発達する幼小児期に日中活発に活動し、セロトニン神経系を強化、また、友人づきあいも積極的に行うことが大切になります。

セロトニン神経系の活性を高めることは、「人づきあい」に際してのストレスを軽減させるとともに、セロトニン神経系がドーパミン神経系の活性を安定させる作用のあることから、発達過程でのドーパミン神経系の活性低下に対する脳の過剰反応を軽減することにもつながります。これにより非運動系大脳基底核を十分に発達させることは、トゥレット症候群では、その併発症の発症の予防、軽減につながり、チックの治療を容易にします。さらにＯＣＤ（強迫性障害）の代わりに、よく「気がつく」、「注意深い」、「人の気持ちがよく分かる」という、チック症の子どもが本来もつよい性格が表に現われます。そのため、多少チックは出ていても、幼稚園や学校で、さらに社会人となってからも対人関係はよく保たれ、適応障害をおこすことはなくなります。

治療の項で安易なカウンセリングはせず、日中の活動レベルを強化する必要を述べたことはこの理由によります。

■ドーパミン受容体阻害剤の使い方

ドーパミン受容体阻害剤の使用は、チックは抑えるものの、チック発現の原因となったドーパミンの活性の低下をむしろ増悪させる方向に働きます。これは、お米がないとき、子どもにお米を食べさせるため、なりふりかまわず買い出しに出てきた母親を、目障りだとして逮捕してしまうことと同じです。これでは子どもは育ちません。チック症の場合は、非運動系大脳基底核の発達を促すべく、脳は新たに受容体をつくり、ドーパミンの取り込みをはかります。これはチックの再発につながり、受容体阻害薬の増量を余儀なくさせます。これをくり返すことにより、非運動系大脳基底核をふくめ、運動系大脳基底核や前頭葉などドーパミン神経系が関与する脳の部位の発達を阻害することにつながります。

しかし、先にも述べましたように、思春期以後、とくに成人年齢となり、ドーパミンが脳の発達に対する役割が軽減、またはなくなった年代には、残ったチックとドーパミン受容体抑制剤を使用する場合はこの心配はいりません。したがって、ドーパミン受容体阻害薬は一五歳以後、できれば成人年齢になってから使用することが望ましいといえます。

ドーパミンの活性を正常にもどすことは、理論的には有効と考えられます。しかし、この方法は、脳を発達させるために増加したドーパミンの受容体を、その必要性が低下する思春期以後、さらにその役割がなくなる成人年齢以後にも存続させることになり、チックを永続させることにつながります。

現在の考えられる治療法は、きわめて少量の（通常の治療量の四〇分の一）L-Dopaを加えることです。これは発達過程で生じたドーパミンの過剰活動を抑制する働きがあります。しかし、この量でもチックが悪化することがあります。それは、ドーパミンがきわめて少ないため、ドーパミンの受容体の感受性が非常に高まっているためと考えられます。ちょうどお米がないとき、どこかで米俵三俵入ったという情報があると、消費者が遠方から駆け参ずることに似ています。

■なぜ単純チックには薬物療法が必要ないか

それでは、なぜ、トゥレット症候群のチックに対し薬物療法が必要となり、単純チックにはその必要がないのでしょうか。それは、ドーパミン神経の発達過程が、トゥレット症候群では正常者に比べて三年先行しているのに対し、単純チックでは一年程度の先行にとどまっていることで説明がつきます。

ドーパミン神経系の活性が、幼児期に高く年齢とともに低下しますが、それが最初は急激に下降、年齢とともにゆるやかになり、一五歳すぎからさらにゆっくりと低下するという特徴を、幼稚園、小学校、中学校、高等学校での学年差と対比してください。一学年のちがいは、中学校まではいろいろな面で明らかな差として現われますが、高校生などでは、甲子園に一年生がエースピッチャーとして出てくることもあるように、一学年の差はほとんど問題がなくなります。したがって、一五歳を過ぎるとドーパミン神経系の発達の一年の先行は、脳のほかの神経系に対し、大きな問題とはならなくなります。これに対し、三年の先行は、ほかの脳神経が高校生のレベルに達したとき、ドーパミン神経はすでに大学生になっており、この差は埋まることなく、その後も続くことになります。

したがって、単純チックは自然経過で消失しますが、トゥレット症候群のチックは永続する可能性があり、治療が必要となるといえます。ただし、その治療もチックを完全になくす必要はなく、自然経過で治癒するレベルまでさげることを最大の目的とするべきでしょう。

ただし、ドーパミン神経系の発達経過は、遺伝的に定められた過程であり、環境要因に左右されることがありません。これが、その治療に薬物療法が必要となることにつながります。

これに対し、セロトニン神経系の活性は環境に左右され、また発達の過程では、それがある神経系の発達に必要となる特定の月齢や年齢に集中して増加します。トゥレット症候群や、その他チック症に関係するセロトニン神経系は、非運動系大脳基底核をふくめ、大脳基底核―視床―大脳皮質サーキットの発達する幼児期に集中して活性が増すと考えられます。したがって、チック症ではこのセロトニン神経系の活性の低下に対しては、幼小児期、すなわち幼稚園年代から小学校低学年に強力な環境刺激を与え、セロトニン神経系の活性を高めることが重要となります。また、このことはチック症のみではなく、すべての子どもたちが、将来、人の気持ちが分かる人間本来の心をもち、大人になるためにも大切なことといえます。

溶連菌感染をともなう小児自己免疫性神経精神障害

チックは、生まれつきもつ神経系の特徴により発症しますが、近年、咽頭の溶連菌感染症に続いてトゥレット症候群、およびＯＣＤ（強迫性障害）が出現することが注目されています。すなわち、ＯＣＤとして経過観察されていた患者さんのなかにそれが溶連菌感染症の後に急性に発症した例のあること、また経過中に同感染にともなって症状が悪化するグループがあることに気づかれました。これらは、溶連菌感染により誘発された免疫系の異常（くわしくは、自己免疫異常）が大脳基底核の機能を障害することで発症するもので、溶連菌感染による小児精神・神経障害

（英語では Pediatric Autoimmune Disorder Associnted with streptococcal infection 略して PANDAS）と呼ばれています。またその患者さんたちにみられる情緒不安定、易刺激性、多動などは、溶連菌感染症に続発するシデナム舞踏病といわれる不随意運動疾患にも認められることは、以前から知られておりました。PANDAS の特徴は、次のような五つの条件を満たすこととされています。

Ⓐチックと O C D（強迫性障害）いずれか一方、または両者がある。

Ⓑ思春期前に症状が出現すること。

Ⓒ発作性に経過すること。

Ⓓ不定かつ余分な動きをともなうこと。

Ⓔ溶連菌感染と精神症状が時間的に関連すること。

PANDAS の症状は、トゥレット症候群と類似し、同じく大脳基底核の障害が病因となりますが、治療法はトゥレット症候群とは異なります。したがって、トゥレット症候群の診断にあたり、PANDAS かどうかを十分に注意することが必要です。

まとめ

チックは小児に発症する不随意な運動あるいは発声です。異常運動は主に首から上に出現します。これらは単純なひとつの筋の動き、発声の場合から、動作、単語あるいは文章の発声など複雑な動きを示すものまであり、経過も一過性で止まる場合と、年余にわたる場合もあります。これらは、チックの種類により運動チックと音声チックに分けられ、また、出現するチックの数と経過により単純一過性チックから、慢性多発性チック、トゥレット症候群に分類されています。慢性チック、とくにトゥレット症候群にはAD／HD（注意欠陥／多動性障害）やOCD（強迫性障害）など併発症がみられます。

しかし、いずれの病型も原因はドーパミン神経系とセロトニン神経系の活性の低下にあります。さらに、これらは進行性の異常ではなく、これら神経系の発達の障害であることがわかってきています。子どもの脳ではドーパミン神経系とセロトニン神経系は、ともにそれがコントロールする神経系を発達させる役割をもっています。したがって、乳幼児の脳では、その活性は成人より高く、ドーパミン神経系は成人の六倍以上の活性を有します。この活性は一〇歳までに急速に低下、一五歳までかなりの速さで低下しますが、その後はゆっくりと低下し、二〇代の前半で成人のレベルに下がります。チック症ではこのドーパミン神経系の年齢変化が早くすすむため、幼小児期で、脳を発達させるために必要なドーパミンの量が少なくなった状態にあります。

チック症に関係するドーパミン神経系は、大脳基底核やそれに関連する前頭葉を発達させる役割をもつドーパミン神経系です。脳はそこで、ドーパミン神経系の受け皿、すなわち受容体を増加させ、ドーパミン活性の低下をおぎない、これらの脳の部分を発達させようとしますが、これがチックの発現につながります。したがって、子どもがチックをするのは、幼小児期で発達させる必要のある、社会性、動機づけに関係する非運動系大脳基底核サーキットや、ドーパミンがその発達に関与するその他の神経系を十分に発達させるためという「わけ」があるからです。ですから、チックが出ることを深刻に考える必要はありません。

さらに、チックは大脳基底核の発達過程でもっとも重要な時期、六歳を中心とする幼児期後半から小児期前半が発症する年代であり、また、急速に成人のレベルに近づく一〇歳前後が症状のもっとも激しくなる年齢となります。しかし、チックはけっして進行性に増悪するものではなく、ドーパミン神経系の発達過程が終わり、成人のレベルに近づく思春期ごろに軽快あるいは消失します。

セロトニン神経系は大脳基底核の中で、社会性、動機づけに関与する非運動系サーキットの機能調整に関与し、発達過程ではこれら大脳基底核の機能的発達に関与します。セロトニン神経系の活性はドーパミン神経系と異なり、環境に左右されますので、幼小児期に十分な環境要因を与え、セロトニン神経系の活性を高くしておくことがチックの軽減とともに社会性の正常な発達、ＯＣＤなど併発症の発現予防につながります。

米国のトゥレット症候群をもつ人の会の入会証書には、

あなたはとてもたくましく、繊細で、思いやりがあり、想像力があり、愉快で、（動作も頭の回転も）すばやく、エネルギッシュで、すばらしい人である。

今まであなたができたことをそこまでやるには、それを普通に上手にできる人よりもずっとたくさんの努力が必要だ。

あなたを友だちとしてもっている人は幸せである。

という文章が印刷されています。

二番目の文に記されている事項は、まさにセロトニン神経系の活性を高める必要があることを示したもので、米国トゥレット症候群患者の会の三〇年の経験から得た言葉と考えられます。

トゥレット症候群をふくめチック症をもつ方々は自分のもてる力に自信をもち、活発に活動していただきたいと念じています。また、ご両親は自分のお子さんの能力に自信をもち、育てていただきたいと思います。

また、チック症の発症のしくみを知ることは、すべての子どもたちにとり、幼稚園から小学校低学年が脳の発達にどのような意味をもつかを知ることになります。チック症に必要な環境要因の強化は、すべての子どもたちが、精神的、知的の両面で、その能力を十分に発揮することにもつながることを改めて述べさせていただきます。

■参考文献

(1) Gilles de la Tourette: Étude d'une affection nerveuse caractérisée par de l'incoordination motrice accompagnée d'echolalie et de coprolalie. Arch de Neurologie (Paris), 9; 19, 158, 1885.

(2) Seignot MJN: Un cas de maladie des tics de Gilles de la Tourette gueri par le R-1625. Ann Med Psychol 119; 578, 1961.

(3) Shapiro AK, Shapiro ES, Bruun Rd, et al: "Gilles de la Tourette Syndrome: Signs, symptoms and clinical course". Raven Press, New York. pp149, 1978.

(4) Shapiro AK, et al: Gilles de la Tourette Syndrome, 2nd ed. Raven Press, New York. pp45, 1988.

(5) Leckman JF, Cohen DJ: Tourette's Syndrome-Tics, Obsessions, Compulsions. John Wiley &

Sons, New York, 1998.

(6) Jagger J, et al: The epidemiology of Tourette's syndrome: A pilot study. Schizopherenia Bulletein 8; 267-278, 1982.

(7) 瀬川昌也：Gilles de la Tourette 症候群。こころの臨床 á la carte 20(3); 367-372, 2001.

(8) Zohar AH, Apter A, King RA, Pauls DL, Leckman JF, Cohen DJ: Epidemiological studies. In: Tourette's Syndrome-Tics, Obsessions, Compulsions. Leckman JF, Cohen DJ, eds. John Wiley & Sons, New York; 177-193, 1998.

(9) Cooper JR, Bloom FE, Roth RH: The Biochemical Basis of Neuropharmacology, 7th ed. New York: Oxford Univ. Press.

(10) Delong MR: The Basal Ganglia. In: Principles of Neural Science, fourth edition. Kandel ER, Schwartz JH, Jessell TM, et al. McGraw-Hill; 853-867, 2000.

(11) 野村芳子：Gilles de la Tourette 症候群　神経研究の進歩 25; 62, 1981.

(12) Fukuda H, Segawa M, Nomura Y, et al. Phasic Activity during REM sleep in movement disorders. Age-Related Dopamine-Dependent Disorders. Monogr Neural Sci 14; 69-76, 1995.

(13) Segawa M: Development of the nigrostriatal dopamine neuron and the pathways in the basal ganglia. Brain Dev 22 (suppl.); S1, 2000.

(14) Swedo S, Leonard H, Garvey M, et al: Pediatric autoimmune neuropsychiatryic disorders associated with streptococcal infections: Clinical description of the first 50 cases. Am J Psychiatry 155; 264-271, 1998.

(15) Singer H, Giuliano J, Hansen B, et al: Antibodies against human putamen in children with Tourette syndrome. Neurology 50; 1618-1624, 1998.

NPO法人日本トゥレット協会

■二〇〇三年七月に結成

二〇〇一年四月にトゥレット症候群の患者・家族・支援者を中心に、会員間の「情報交換」と「患者・家族と専門家とのネットワーク作り」を通してトゥレット症候群の患者・家族に住みよい社会をつくろうという目的で任意団体日本トゥレット（チック）協会が設立されました。それから二年が経ちました。その二年間の活動の中で、この病気を持つ患者およびそれを取り巻く人々の抱える問題の大きさ、深刻さを一層痛感させられました。そして、この問題は、単にこの病気をもつ人たちだけの問題ではなく、「社会全体の問題」として捉え、解決していかなければならないと思うようになりました。このような考えを基盤に、「共益」から「公益」への合言葉のもと、二〇〇三年七月にNPO法人日本トゥレット協会が設立されました。

会の目的は、

一、トゥレット症候群およびその併発症に関する啓蒙

二、トゥレット症候群およびその併発症の原因・治療の研究への協力・支援

三、トゥレット症候群およびその併発症の患者・家族の支援です。

会員は、北は北海道から南は沖縄まで、現在約二五〇名です（二〇〇四年六月現在）。主な活動は、総会、医学講演会、教育シンポジウム、就労・福祉セミナー、懇親会、会報発行（年四回）、レクリエーションなど盛り沢山です。

■正しい理解を広げたい

協会が発足して四年目に入り、一部の人たちには、トゥレット症候群の存在が少しづつ知られてきました。

しかし、一般社会ではまだまだ、「自分の病気が何なのかわからなかった」「どこの病院に行ったらいいのかわからなかった」「放っておけば、そのうち自然に治ると言われた」「親の育て方や環境が原因だと言われた」など、三〇年も四〇年も前の考え方がまかり通っている状態です。このような現状を聞くにつけ、この病気に対する正しい知識や対処法を、専門家はもちろん、一般の方々にも知っていただきたい。また、そのための活動を続けていかなければならないとの思いを一層強くしています。

■入会方法
トゥレット症候群に関心のお持ちの方なら、どなたでも入会できます。
ホームページの入会案内からお申し込みいただくか、直接、郵便局の払込取扱票に、
口座記号・番号、加入者名、および、あなたの郵便番号、ご住所、お名前、電話番号等を
ご記入の上お申し込みください。
口座番号・記号　〇〇一一〇―七―二七七八一五／加入者名　NPO法人日本トゥレット協会

■年会費
正会員　　　　　　年会費　五、〇〇〇円
賛助会員（個人）一口　　一〇、〇〇〇円以上
賛助会員（団体）一口　　五〇、〇〇〇円以上

■事務局
〒二三一―〇〇五八
神奈川県横浜市中区弥生町二―一五―一
ストークタワー大通り公園Ⅲ　八〇四号室
TEL／FAX　〇四五―三一五―三二八八（月・水・金　午前十時～午後四時）

Eメール　info@tourette-japan.org
URL　tourette-japan.org

●執筆者（執筆順）

金生由紀子〔東京大学・児童精神科医〕

星加明徳〔北新宿ガーデンクリニック・小児科医〕

三輪あつみ〔新座志木中央総合病院・小児科医〕

太田昌孝〔心の発達研究所・児童精神科医〕

菅野善夫・彩子〔ＮＰＯ法人日本トゥレット協会・父母〕

吉沢　賢〔ＮＰＯ法人日本トゥレット協会・当事者〕

野村芳子〔瀬川小児神経学クリニック・小児科医〕

瀬川昌也〔瀬川小児神経学クリニック・小児科医〕

高木道人〔ＮＰＯ法人日本トゥレット協会前会長〕

◉編者

NPO法人日本トゥレット協会
トゥレット症候群の患者・家族・支援者を中心に、この病気の啓発・啓蒙、原因・治療の研究への協力、患者・家族への支援を目的に、任意団体日本トゥレット（チック）協会を母体に2003年7月に設立された。

◉企画協力——難病のこども支援全国ネットワーク
◉装幀——菅原来瞳
◉カバーイラスト——本田亮

チックをする子にはわけがある

2003年4月18日第1刷発行
2023年6月25日第16刷発行

定価はカバーに表示してあります

◉編者——ＮＰＯ法人日本トゥレット協会
◉発行者——中川　進
◉発行所——株式会社　大月書店
〒113-0033 東京都文京区本郷 2-27-16
電話（代表）03-3813-4651
振替 00130-7-16387・FAX03-3813-4656
http://www.otsukishoten.co.jp/
◉印刷——佐藤印刷
◉製本——中永製本

ISBN 978-4-272-40318-9 C0337